U0210530

王晨瑜
/译

〔美〕
杰里米·布朗 Dr. Jeremy Brown
/著

致命

INFLUENZA
THE HUNDRED-YEAR HUNT TO
CURE THE DEADLIEST DISEASE IN HISTORY

流感
百年治疗

史

社会科学文献出版社
SOCIAL SCIENCES ACADEMIC PRESS (CHINA)

我们纪念战争，但其他极具破坏性的事件也应留置于我们的集体记忆中。这个世纪是灾难、自然灾害、世界大战、疾病以及冲突不断的世纪，也是一个大规模扩张、融合、全球化、技术突破和取得医疗成功的世纪。流感大流行说明了这两个问题。人们的身体处于危险之中，而大脑仍停留在舒适区。这是人类的失败，也是人类的胜利。

——**杰里米·布朗** 本书作者

杰里米·布朗是美国一流的急诊科医生，他创作了一本了不起的书。从1918年的流感大流行到最近的流感爆发，讲述了一个个扣人心弦的故事，从全新视角看待我们与流感的斗争。本书涉及广泛的研究，语调幽默，它使我们不忘现代医学已取得的长足进步，也注意到每个流感季我们仍面临的危险。

——**盖尔·达奥诺弗里奥博士** 耶鲁大学医学院急诊医学系主席

流感是世界上最致命的疾病之一，《致命流感》用通俗易懂的方式讲述了令人无比信服的相关故事。这本书非常及时，有趣，引人入胜，发人深省。

——**大卫·格雷戈里** 美国有线电视新闻网（CNN）政治分析师，
前美国全国广播公司（NBC）"会见新闻界"节目主持人

"流感是连环杀手"，布朗从医学史、病毒学、诊断和治疗、经济学和流行病学、卫生保健政策、疾病预防等各个角度巧妙探讨了这种病毒感染。

——《书单》（*Booklist*）杂志重点书评

布朗追溯了流感病毒数百万年的历史、人们为了解并治疗它所付出的努力，以及这种病毒的多次毁灭性爆发……这是一本扎实可靠的科普书。

——《科克斯书评》（*Kirkus Reviews*）

布朗以这部讲述医学与流感长期斗争的可靠著作来纪念1918年西班牙大流感结束100周年。布朗叙述了20世纪90年代为再现并在基因上解码西班牙流感病毒所付出的"史诗般的努力"，这一举措不仅引发了人们"所有这些修补都是在制造超级病毒"的担忧，而且凸显出了流感不易把握的特性。作为一名经验丰富的急诊科医生，布朗也就对抗流感病毒提供了广泛的建议。

——《出版者周刊》（*Publishers Weekly*）

谨以此书纪念以下逝者和生者

罗斯科·沃恩，纽约水牛城的士兵，1918 年 9 月 26 日因流感病逝于南卡罗来纳的杰克逊营地。他的献身帮我们更好地理解了让他和其他数百万人丧生的流感病毒。

奥特姆·瑞丁格，她和流感抗争的故事是关于个人勇气和现代医学努力的宝贵一课。

为了防止西班牙流感的传播，请在手帕里打喷嚏、咳嗽或吐痰。如果人人都能把这个警示谨记于心，那就不会受到流感的威胁。

——费城蒸汽机车上贴的标语，1918 年 10 月

就危险性而言，没什么比流感更厉害。

——汤姆·福里登，前美国疾控中心主任

2017 年 1 月

目　录

前　言

奥特姆的故事

2013 年 12 月，奥特姆·瑞丁格（Autumn Reddinger）已
经病入膏肓了[1]。她的肺已经失去了功能。她的心脏也极度衰
弱，已经无法将血液泵到全身。唯一能维持她生命的是一台
人工心肺机。她像个死人一样躺在重症加强护理病房（ICU）
里。她的父母已经打电话给牧师来主持最后的仪式。他们该
如何向奥特姆独自抚养的孩子们解释他们的妈妈因流感——
一种常被当作小病而被忽视的病而濒临死亡？那位一周去两
次健身房的有活力的年轻女性如今，在 2013 年的 12 月，徘
徊在死亡的边缘。

圣诞假期期间，奥特姆以为自己只是得了感冒，所以整
个假期都硬撑着和她的父母以及两个年幼的孩子待在西宾夕
法尼亚的家里。两天后她感觉好多了，就去和朋友乔共进了
晚餐。回到家后，她就开始给乔发短信。乔收到的短信杂乱

1　奥特姆与流感抗争的细节来自多个电话访谈和我在 2017 年 12 月与奥特姆本人、
其父亲、其医生霍尔特·莫瑞（Holt Murray）博士的邮件往来。

无章、没有表达任何意思。她在晚餐期间行为正常、思路清晰，而且乔知道她没喝酒。乔感觉不对劲，就连忙驱车前往奥特姆的家，发现她已经神志不清、非常虚弱。他让她的父母看管好小孩，然后开车将奥特姆送到了位于庞克瑟托尼的当地医院。奥特姆告诉急诊室的护士她的肺正在燃烧。

急诊室的医生给奥特姆进行了一整套检查：用听诊器检查了她的双肺，回音清晰；她的脉搏和血压正常；没有发烧；胸部 X 光片显示肺部无感染；血相检测正常且流感快检结果显示阴性。但医生还是认为有些不对劲，所以为了保险起见，让奥特姆先住院观察，并开始用抗生素。

奥特姆的状况迅速恶化。几个小时后，她变得越来越神志不清，且呼吸越来越困难。抗生素看起来没有起任何作用。该医院的工作人员给 2 个小时车程之外的匹兹堡梅西医院（Mercy hospital）打了个电话。奥特姆现在的状况很危急。用急救车运送，风险很高，所以梅西医院派了架救援直升机来接她。直升机将奥特姆送到梅西医院时，她已经无法自主呼吸。注射镇静剂后，医生给她插入了喉管，并连上了呼吸机。

奥特姆被直接送进了梅西医院的 ICU。到此时，她咳血，呼吸机已经无法给她输送足够的氧气以维持生命。胸片显示她的双肺（几个小时前还是回音清晰且看起来完全正常）已经充满了脓液和体液。医生给她用了更多抗生素，并连上了静脉输液，以防止她的血压进一步下降。凌晨 1 点，ICU 团队叫来了霍特·莫瑞医生，他受过专业的急诊科医师培训且目前专职于重症监护。他是奥特姆最后的希望。

莫瑞是一名 ECMO 专家。ECMO，全称体外膜肺氧合（extracorporeal membrane oxygenation），是人工心肺机应用技术。ECMO 机器把暗黑色的血液从人体里抽出来，去除二氧化碳，注入氧气，再把鲜红的、健康的血液输回人体内。该技术被用于心脏或肺移植手术中。由于奥特姆的双肺彻底不工作了，所以需要该设备替代肺功能。

当莫瑞告知病人家属要给病人上 ECMO 时，留给他的时间不多了，可能只有几分钟来解释操作流程并得到他们的同意。"我认为我们别无选择，"他说，虽然他非常小心谨慎，"ECMO 或许可以挽救她的性命，但也会带来一系列并发症。"

在这种情况下，家属往往很难做出明智的决定，他们往往高度依赖医生，希望他能够告诉他们该怎么做。奥特姆的父母已经到了梅西医院，同意 ECMO 计划。

很快，莫瑞将一根粗大的针头插入奥特姆的腹股沟血管中，这样可以将她的血液从体内引出，并送入机器清洗（去除二氧化碳），然后注入氧气；另一根针头插入颈部血管，这样血液可从此处回流到体内。ECMO 迅速改善了她体内的含氧量，但随后她的心跳停止了。

莫瑞和他的团队（包括护士和医生）开始连续的胸外心脏按压，并注射了一针肾上腺素来帮助恢复心跳。获得了短暂的成功。但很快又不行了，继而注射更大剂量的肾上腺素。心脏复跳，但几乎无法行使正常的功能。莫瑞对奥特姆的心脏做了超声，结果发现它的功能不足正常水平的 10%，已经无法将血液泵至全身。

对于像奥特姆现在这种状况的病人，医生们会用一个相当让人不舒服的词来形容——"危重患者"。用客观通俗的语言讲，这个词描述了在挽救病人的每种尝试都失败后的无力感。奥特姆正在一步步走向死亡。

即使一开始奥特姆的流感检测呈阴性，但莫瑞医生还是用更灵敏的方法重新进行了一次检测，结果显示奥特姆感染了 H1N1 流感病毒，和 2009 年爆发的猪流感病毒一样。在几个小时内，病毒就摧毁了她的双肺，现在正在攻击她的心肌。原来替代了她双肺功能的 ECMO 机器也不足以维持她的肺功能了，现在还需要承担她衰竭的心脏的工作。为实现这个目的，这台机器需要重新插管[1]。这就需要将奥特姆转移至 4 个街区以外的匹兹堡大学长老会医院（University of Pittsburgh's Presbyterian Hospital），在那里心外科医生可以做这个手术。莫瑞在救护车车厢里陪护着奥特姆，小心监视着便携式 ECMO 设备。奥特姆被直接送进了手术室。外科医生用锯子

1　即由原来的股静脉引出颈静脉泵入的 V-V ECMO 变为股静脉引出颈动脉泵入的 V-A ECMO，或开胸手术后从左或右心房引出泵入动脉的 A-A ECMO。——译者注

锯开了她的胸骨，在右心房（心脏的4个腔室之一）上插入导管，并将另一根导管直接插入动脉，然后重新缝合胸骨。她的胸部留下了一条长长的垂直伤口，两个粗管子从伤口内延伸出来，将奥特姆与人工心肺机连接起来。这是最后的办法了，莫瑞医生已经没有办法提供更好的设备、更好的干预方法或更勇敢的方案。她要么挺过来，要么死去。

奥特姆的父母，盖瑞和斑比以及他们的牧师一起坐在ICU旁边的家属室里。"我们在一起，我们为她祈祷，"盖瑞说，"然后牧师告诉我们，她看见了两个天使，还告诉我们会逢凶化吉的。"

牧师说对了。奥特姆的病情稳定了下来。她那颗被流感病毒打晕的心脏在几天后恢复了正常。抗生素遏制了继发性细菌性肺炎。血压也没再出现骤降。2014年1月10日，医生为她撤去了ECMO，虽然她还是继续沉睡且需要连接呼吸机。1周后，她的状况进一步改善，可以撤去心胸外科的重症监护设备。又经过1个月的缓慢恢复，2月13日，她从长老会医院出院了，转到了她家附近的一家康复中心。她战胜了流感，但是现在仍然有一场硬仗要打。在ICU里待久了的患者，身体常常会变得非常虚弱。在康复中心，奥特姆不得不再次学习如何走路、如何爬楼梯，并进行一系列她过去认为理所应当、轻而易举的日常行为。经过两周的严格训练，她离开了康复中心，返回家中。2014年秋天，在感染流感之后的第9

个月，奥特姆重返工作岗位。她的医疗费用将近200万美元，但幸运的是，她有完善的医疗保险，个人只需要支付18美元。

她的颈部和胸部留下了伤疤。针管刺入腹股沟静脉造成的神经损伤，使她到现在都无法弯曲左侧踝关节，左腿有时也会麻木。但是，她的康复是现代医学的胜利。她被救了回来，因为她靠近一家有能力为她提供当今最先进治疗措施的医疗机构。

如果奥特姆身处1918年的流感大流行——有历史记录以来最严重的一次流感大流行，她的命运将会截然不同。那时候最好的药物就是阿司匹林，但当时这种药刚刚发明，常被误用致命的剂量。绝望和无视，产生了大量稀奇古怪的治疗方法——从野蛮的放血疗法到毒气疗法。据估计，那次流感大流行期间，有5000万到1亿人丧生。在美国，死亡人数达到67.5万，是第一次世界大战期间死亡人数的10倍。第一次世界大战结束时，正是流感暴发达到顶峰之时。

流感是我们在某个时间都曾经历过的东西：冬天的咳嗽、发热、身体的疼痛和发冷，持续三四天，然后就消失了。作为一名急诊科医生或者一名患者，我既有站在床边的经历，也有躺在床上的经历。我作为一个病人到访急诊室的一次，也是唯一一次经历，就是因为患上了非常严重的流感。我发了高烧并开始神志不清。我已经虚弱到无法喝水也无法下床，我的身体开始脱水。但即便是现代医学——可以把我从相对较轻的感染中救回来，也可以把奥特姆从死亡边缘挽救回来——也不是万能的。流感仍然是个连环杀手。

我们都满怀期待，希望看到癌症的治愈、心脏病的根除。我自然也是有这个愿望的，但是作为一名急诊科医生，我还有个更朴实的愿望：治愈流感。我们常会不经意地把流感当成一次严重的感冒，但是在美国，每年会有 3.6 万～5 万人因流感而丧生[1]。这是一个让人震惊和绝望的数字。但是还有更坏的消息，如果像 1918 年流感大流行时那么厉害的流感毒株在今天的美国传播，那可能会造成超过 200 万人死亡[2]。没有其他能够想得到的自然灾害可以匹敌，并且流感不是人类做好预防工作就可以防止它到来的。2018 年早些时候，报纸上说当年的流感季是近十年来最严重的[3]。常常见到报道说年轻人、原本很健康的人死于流感。有几家医院因为流感病人的涌入变得拥挤不堪，他们不得不支起分诊帐篷或者把病人送走。

流感肯定不是"众病之王"——这是肿瘤学家悉达多·穆克吉（Siddhartha Mukherjee）对癌症的描述——但它却可以发

1　"Estimating Seasonal Influenza-Related Deaths in the United States"，Centers for Disease Control and Prevention，2018 年 1 月 29 日更新，http://www.cdc.gov/flu/about/disease/us_flu-related_deaths.htm.

2　对 1918 年美国死亡人数的预估是基于 1.03 亿人口死亡 67.5 万人，今天美国有 3.22 亿人口。

3　Donald McNeil，"This Flu Season Is the Worst in Nearly a Decade"，New York Times，January 27，2018: A15.

生在所有国家。从文明出现曙光至今，流感就一直伴随着我们，它困扰着地球上所有的文明与社会。

————————

自 1918 年以来，我们对流感的几次大流行都有近距离的接触。1997 年香港暴发的禽流感没有使太多人丧生，但这只是因为 150 万只被感染的鸡全部被及时宰杀。2003 年，SARS（严重急性呼吸综合征）暴发，感染了至少 8000 人，其中 10% 的感染者丧命。最近我们又遇到了 MERS，即中东呼吸综合征，在 2012—2015 年感染了 1400 人[1]。这种疾病通过感染了的单峰驼传入人群。（在此给读者一个免费的医疗建议：一定要饮用经过了巴氏消毒的骆驼奶。）这些病毒性疾病都起源于动物宿主（目前认为）[2]，然后以某种方式传播进入人群——这也是 1918 年的情形（目前我们是这么认为的）。我们不知道下次病毒大流行会在何时何地发生，但我们可以确定它会发生。毋庸置疑的是，如果不早做准备，那我们将会

————————

1　世界卫生组织 "Middle East Respiratory Syndrome Coronavirus (MERS-CoV). Summary of Current Situation, Literature Update and Risk Assessment"，2015 年 7 月 7 日，可以从以下网址下载，http://apps.who.int/iris/bitstream/10665/179184/2/WHO_MERS_RA_15.1_eng.pdf.

2　SARS 可能是从果子狸（Himalayan palm civet）群体中开始流行的。这是一种真实的动物，而且在部分国家和地区被食用。给读者一个免费的建议：远离狸猫类食物。参见 W. Li et al., "Animal Origins of the Severe Acute Respiratory Syndrome Coronavirus: Insight from ACE2-S-Protein Interactions"，Journal of Virology 80, no. 9（2006）: 4211-19.

面对一个颇为艰难的局面。

1918年那场流感大流行之后的百年间，我们对流感有了 更深入的了解。我们知道了它的遗传密码，它是如何变异的，它是如何使我们生病的，但是我们仍然没有有效的方法去战胜它。我们拥有的抗病毒药物用处不大，流感疫苗的保护力也有限。在运气比较好的年份里，疫苗保护的有效率只有50%，而2018年这个有效率的数字更低。疫苗只对大约三分之一的接种者有效。

仅仅一个世纪，我们就忘了1918年那场全球性的公共卫生危机，它是有史以来死亡人数最多的疫情。在这期间，我们了解和掌握的知识足以让我们畏惧并激励我们，但可能还不足以让我们有能力去阻止另一场流感大流行的发生。正是由于它的神秘、变异和传播能力，流感成为人类最强劲的对手之一。1918年的经验教训可能是我们唯一拥有的可以和死亡结局抗争的免疫力。

1

灌肠、放血和威士忌：
治疗流感

我有很多嗜好，爱喝鸡汤是其中最糟糕的一个。当我还
是个孩子的时候，总是期待母亲在周五晚上可以给我做鸡汤
喝。时至今日，我还记得在伦敦长大的情形，以及伦敦那漫
长多雨的冬夜。几个世纪以来，鸡汤被认为是治疗咳嗽、感
冒、发烧、寒战的土方——这些都是流感的症状。母亲总是
提醒我要把汤喝完，这样整个冬天就不会生病了。鸡汤是我
们可以想得到的最鲜美的预防性药物。

许多年后，我在伦敦的一所医学院校看到了一项研究，
说鸡汤可能真的有用。这篇文章发表在 1978 年的《胸科学》
（*Chest*）杂志上[1]，文章的标题就像鸡汤那样鲜美：《饮用热
水、冷水和鸡汤对鼻腔黏液流速和鼻腔气流阻力的影响》。

1　K. Saketkhoo, A. Januszkiewicz, and M. A.Sackner, "Effects of
Drinking Hot Water, Cold Water, and Chicken Soup on Nasal Mucus
Velocity and Nasal Airflow Resistance", *Chest* 74, no. 4 (1978): 408-10.

在此项研究中，肺病专家让健康志愿者选择喝热水、冷水或热鸡汤，继而检测鼻腔阻塞程度的变化——或者就像论文标题所说的，评估流经鼻腔的黏液或气体的速度。研究者总结道，热水有助于疏通堵塞的鼻子，鸡汤含有"一种额外的物质"可以使通畅程度更好。没人能够说得清到底是什么神秘成分，但研究者推测鸡汤里起关键作用的是蔬菜和鸡肉的营养搭配。

内布拉斯加大学（University of Nebraska）医学中心的斯蒂芬·伦纳德（Stephen Rennard）博士已经研究鸡汤十几年了。2000 年，他通过对他妻子的立陶宛祖母传下来的食谱进行研究，发现鸡汤中含有一种抗炎症的物质[1]，可以通过抑制因感染而产生的某种白细胞的活动，从而减轻上呼吸道感染症状。

"可以确信无疑的是，100 年后，我所做的其他事情都可能被人遗忘，因为它们会变得和人们的生活无关，会过时，"伦纳德博士在一条拍摄于自家厨房的 YouTube 视频里说道[2]，"但是，关于鸡汤的论文可能仍然会被引用。"它的功效经过了医生的检验，得到了奶奶的认可。

有时候，古老的经验会带来临床上的成功。对于其他曾被用于治疗流感的方案或药物，我也希望如此。灌肠疗法、

1　B. O. Rennard et al., "Chicken Soup Inhibits Neutrophil Chemotaxis In Vitro", *Chest* 118 no. 4 (2000): 1150-57.

2　"Chicken Soup for a Cold". 2017 年 12 月 10 日登录，https://www.unmc.edu/publicrelations/media/press-kits/chicken-soup/.

水银疗法、树皮疗法、放血疗法等，都是一些你想不到且让你恶心反胃的方法。值得庆幸的是，你不是出生在20世纪初。今天，一个合格的医生不会给你用这些方法。但是就在100年前，它们却是当时最先进的方法。更让人震惊的是，21世纪的今天，我们自认为最先进的方法也未必比过去那些显得粗鲁的方法高明多少。

———

美国第一任总统乔治·华盛顿，卸任总统后不到3年，就躺在了他的临终病床上。作为最后一种挽救他生命的方法，医生们切开了他的血管以阻止感染摧毁他的咽喉部位。华盛顿经历了4次放血[1]，最后一次是在他死前几个小时。

"我要走了。"华盛顿对他的秘书托拜厄斯·李尔（Tobias Lear）说。

"他死于缺血和缺氧。"华盛顿的朋友、家庭医生威廉·桑 011顿（William Thornton）说。他甚至建议通过输羊血让华盛顿复活[2]。

———

1　D. M. Morens, "Death of a President", *New England Journal of Medicine* 341, no. 24 (1999): 1845-49.

2　Mary Thompson, "Death Defied", George Washington's Mount Vernon. 2017年11月11日登录，http://www.mountvernon.org/george-washington/the-man-the-myth/death-defied-dr-thorntons-radical-idea-of-bringing-george-washingtonback-to-life/.

放血疗法就是把人体的血液、毒素和病原体排出体外，这是两千多年来主流的治疗方法。在任何有用的药物或治疗方法出现之前，放血疗法几乎是当时的全部了。这种方法至少可以追溯到公元前 5 世纪。公元 2 世纪的希腊医生盖伦（Galen）[1]的著作中曾提到这是一种可以治愈疾病的重要方法。放血疗法在《塔木德》（一本记录与犹太人法律和道德相关的辩论的著作，成书于公元 600 年左右）中被多次提及，在中世纪及其之前被广泛地应用。现在全球最著名的医学期刊之一《柳叶刀》（Lancet）就是以放血疗法的主要工具命名的。

放血疗法从未成功过。事实上，它极其危险——问问乔治·华盛顿就知道了。但是在 20 世纪的头几十年里，这种方法仍然被用于治疗流感，不仅限于非主流的医生，甚至是第一次世界大战的前线军医也会推荐使用，他们看到了另一个敌人——病原微生物——正在包围士兵们。而且，这些医生还在权威的医学期刊上撰写了他们放血的经历，包括激进的《柳叶刀》。

1916 年 12 月，3 位英国医生在法国北部服役，此时距离

1　盖伦，即克劳迪亚斯·盖伦（Claudius Galenus，129-199），是古罗马时期颇具影响力的著名医学大师，他被认为是仅次于希波克拉底（Hippocrates）的医学权威。盖伦是著名的医生、动物解剖学家和哲学家。他一生专心致力于医疗实践解剖研究、写作和各类学术活动，撰写了五百多部医学著作，并根据古希腊体液说提出了人格类型的概念，主要作品有《气质》《本能》《关于自然科学的三篇论文》。——译者注

1918 年流感大流行还有大约 2 年时间。他们描述了一场席卷整个军营并导致灾难性后果的疾病[1]。这就像流感病毒正在进行一场预演，准备着下一步释放更大的破坏力。医生们确诊这次的疾病是由流感杆菌引起的。并将其命名为"化脓性支气管炎"，医生们还描述了他们如何努力治疗一个可怜的患病士兵的失败经历。

"迄今为止，"他们写道，"我们已经无法找出任何对疾病治疗起作用的疗法了。"然后还写道："静脉切开术（即"放血疗法"）并未对这名患者起作用，可能是因为我们没能早点有效地使用这种方法。"

如果你只是快速浏览了论文，很有可能就错过了这个信息——英国医生试了静脉切开术，即"放血疗法"，但是这种方法并未奏效——他们认为或许是因为他们试得太晚了。两年后，在流感大流行的高峰期，另有几位英国军医也报道了给病人放血的病例，只有这次，至少在某些病例中这种方法奏效了[2]。

1 J. A. B. Hammond, W. Rolland, and T. H. G. Shore, "PurulentBronchitis: A Study of Cases Occurring amongst the British Troops ata Base in France", *Lancet* 190, no. 4898 (1917): 41-45.

2 C. E. Cooper Cole, "Preliminary Report on InfluenzaEpidemic at Bramshott in September-October, 1918", *British MedicalJournal* 2, no. 3021 (1918): 566-68. "In some cases venesection relievedthe toxemia, especially if ombined with (1) saline or (2) glucose and salineinterstitially, intravenously, or by the rectum."

在 20 世纪，并不是只有英国人还在坚持给病人进行放血治疗。1915 年，海因里希·斯特恩（Heinrich Stern），纽约的一名医生，出版了他的著作《放血疗法的理论与实践》（*Theory and Practice of Bloodletting*）。斯特恩反对将放血疗法用于大多数疾病，但他确信这种方法对某些疾病是有用的。

"我提倡有条件地使用这种古老的方法，"他写道，"但我并不将其视为万灵药。"[1]

在将放血方法推荐为流感一线疗法的问题上，斯特恩是有点矛盾的。但就在差不多 10 年后，在美国的顶级医学期刊上，医生们仍然支持用放血疗法治疗肺炎[2]，而且他们深信——在没有充分证据的情况下，当"我们更为保守的方法失败后"，放血疗法会成功。

用放血疗法治疗流感最终在 20 世纪退出历史舞台[3]，但是其他的野蛮且让人生疑的方法仍然是医学计划的一部分。

---

1 Heinrich Stern, *Theory and Practice of Bloodletting* (NewYork: Rebman Company, 1915), iv.

2 W. F. Petersen and S. A. Levinson, "The Therapeutic Effect of Venesection with Reference to Lobar Pneumonia", *JAMA*78, no. 4 (1922): 257-58. 彼得森（Petersen）和列文森（Levinson）是真正支持放血疗法的人。"我们相信放血疗法，并想向许多年长的有能力的临床医生强调，静脉放血术有时可带来显著的疗效，这种疗效具有明确且合理的基础。"

3 但是这仍然经历了较长时间。在 G.B.Risse 的文章里，作者讨论了它是如何退出历史舞台的："The Renaissance of Bloodletting: A Chapter in Modern Therapeutics", *Journal of the History of Medicineand Allied Sciences* 34, no. 1 (1979): 3-22.

1914年，一个名叫阿瑟·霍普柯克（Arthur Hopkirk）的医生出版了一本黑色封面、烫金书名的小书——《流感：历史、自然、起因和治疗》（*Influenza: Its History, Nature, Cause and Treatment*）。书里推荐了一系列怪诞的流感治疗方法[1]。对于发烧，霍普柯克医生推荐了"大清洗"，即泻药，换个好听的名字叫"冒泡的氧化镁"。流感重症患者需要效用更强的泻药，如升汞，这是由氯化汞制成的。众所周知，汞是有剧毒的。

霍普柯克1914年的著作里确实包含了一些有价值的建议。例如，在推荐升汞的同时，他还推荐了阿司匹林——从柳树的树皮里提取出来的物质（当然今天阿司匹林仍然在使用，只不过你可能用的是泰诺或布洛芬）。即便这是个有价值的建议，但还是过大于功，因为别的医生并不知道如何安全地控制剂量。阿司匹林过量服用后的症状是从耳鸣开始，继而出汗、脱水、呼吸急促，严重的过量服用会导致体液涌入双肺——和流感的真实症状极其相似——继而进入大脑，然后脑部水肿，导致意识混乱、昏迷、惊厥，甚至死亡。在西

1 A. F. Hopkirk, *Influenza: Its History, Nature, Cause and Treatment* (New York: The Walter Scott Publishing Company, 1914), 155. 在这里我可能太苛刻了，因为几乎所有医生在治病时（不管是何种临床症状）都会用同样的方法，即泻药和催吐药。见 David Wootton, *Bad Medicine: Doctors Doing Harm Since Hippocrates* (Oxford: Oxford University Press, 2006).

班牙大流感期间，很多人并非死于流感，还有些人死于阿司匹林服用过量[1]。

在流感大流行期间，阿司匹林广泛使用，但许多医生似乎并未注意到它的危险。在德里，一些高年资医生担心在孟买和金奈的一些低年资医生正在错误地使用该药物。在伦敦，一个在哈雷街（Harley Street，伦敦最著名的私人诊所集中地）行医的医生正大肆鼓吹使用该药物。他建议给患者"灌阿司匹林[2]，剂量是每小时 20 格令[3]，持续 12 小时，然后每两小时给药一次"。这是最大安全剂量的 6 倍，是极其疯狂的阿司匹林使用剂量。

许多人在流感大流行期间可能因服用了超高剂量的阿司匹林而不是因为流感本身而丧生。这是一个令人不安的现象。但是这或许可以解释为什么有那么多健康的年轻人死去[4]——这

1　1917 年 2 月，阿司匹林生产厂商拜耳失去了该药物的专利，其他生产企业可以生产该药物并涌入市场，使得人们在不管是何种治疗方案下都能够很容易获得大剂量的阿司匹林。1918 年 9 月，美国卫生局局长表示，阿司匹林已经在国外成功用于缓解各类疾病症状。在随后的一个月内，流感死亡人数达到峰值。

2　Richard Collier, *The Plague of the Spanish Lady: The Influenza Pandemic of 1918-1919* (London: Macmillan, 1974), 106.

3　格令，是历史上使用过的一种重量单位，1 格令等于 0.0648 克，一般用于称量药物等。——译者注

4　参见 K. M. Starko, "Salicylates and Pandemic Influenza Mortality, 1918-1919 Pharmacology, Pathology, and Historic Evidence", *Clinical Infectious Diseases* 49, no. 9 (2009): 1405-10. 另参见 John M. Barry, *The Great Influenza: The Epic Story of the Deadliest Plague in History* (New York: Penguin, 2005), 353, 358.

一人群在今天看来是很少会被严重的流感感染的。

霍普柯克也建议肺炎患者服用"一茶匙复方安息香酊（Friar's balsam）[1]或一小撮桉树叶"，兑着 1 品脱[2]水喝下。复方安息香酊含有安息香，是一种从几种不同的树皮里提取出来的树脂。我在急诊室一直使用安息香，我会在包扎伤口前先在伤口周围擦上安息香，这样可以使包扎更牢固。但是，它对治疗流感没任何作用。

霍普柯克，就像他那个时代的许多医生一样，也用奎宁（quinine）来治疗流感[3]。

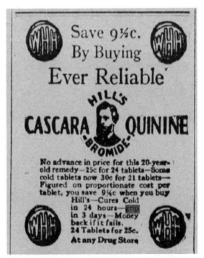

图片来自佛蒙特州报纸数码化项目

1　Hopkirk，*Influenza*，159.

2　品脱，容量单位，英制 1 品脱等于 0.5683 升。——译者注

3　Hopkrik，*Influenza*，156.

"在奎宁中,"他自信地写道,"有一种成分不仅可以控制与发酵有关的发热进程,而且对流感病毒本身也具有一定的抗毒性作用。"

又是树皮。奎宁提取自南美的金鸡纳树(the cinchona tree)的树皮。当地人用它来治疗疟疾。到 17 世纪中叶,它被传入欧洲,以"耶稣会士之粉"[1](Jesuits' powder)的名字(以当时将其带入意大利的宗教团体的名字命名)为人们所知。直到 10 年前,奎宁还是治疗疟疾的一线药物[2],现在它在根除疟疾方面仍然发挥着重要作用。那么,它又是怎么被用于治疗流感的呢?

答案其实很简单。像流感一样,疟疾也会引起发热,而奎宁可以减少发热频次,能有效缓解症状。如果奎宁可以治愈与疟疾相关的发热,为何不能将其用于治疗所有的发热呢?[3]所以,奎宁就成了对抗流感的"武器库"里的标准化装备。当大流感发生时,奎宁在英国[4]、美国[5]、欧洲大

---

1 D. C. Smith, "Quinine and Fever: The Development of the Effective Dosage", *Journal of the History of Medicine and Allied Sciences* 31, no. 3 (1976): 343-67.

2 World Health Organization, "Guidelines for the Treatment of Malaria", Geneva, World Health Organization, 2015.

3 Smith, "Quinine and Fever."

4 Cooper Cole, "Preliminary Report on Influenza Epidemic at Bramshott."

5 H. A. Klein, "The Treatment of 'Spanish Influenza'", *JAMA* 71, no. 18 (1918): 1510.

陆[1]被广泛使用。"Grove's Tasteless Chill Tonic"是当时卖得最好的奎宁产品。作为治疗疟疾的药物，这个产品使爱德文·威利·格罗夫（Edwin Wiley Grove）在1870年年底一夜暴富。如今，它成为市场畅销的治疗流感的药物。在全国的各类报纸广告上，这种奎宁水被宣称可以"使人体系统变得强壮，可以用于治疗感冒、痉挛和流感，改善食欲、让脸颊恢复红光、重获活力、净化血液，让人变得充满活力"。它不仅有明显的"强身健体的功效"，而且不会引起胃部不适或者导致"紧张或耳鸣"[2]。

但是奎宁并不会像阿司匹林那样直接减少发热，所以它对于流感引起的发热起不到作用。更糟糕的是，服用高剂量的奎宁[3]还会引起视力问题，甚至导致失明、耳鸣和心律不齐。总之，对于流感而言，奎宁是一种危险性高且毫无用处的药物。

对于霍普柯克收治的可怜的病人们来说，有毒的汞和树的汁液还不是全部的治疗药物。对于因流感引起的恶心和呕

1　"…iletaitlogique d'avoirrecours aux injectionspour traitercette infection comme on le fait pour le paludisme."参见F. Fabier，"Traitement de la Grippe par les Injections de Quinine"，*Journal de Méde-cine et de Chirurgie Pratiques 90 (1919): 783-84*，另参见*M. L.Hildreth，"The Influenza Epidemic of 1918-1919 in France: Contemporary Concepts of Aetiology，Therapy，and Prevention，" Social History of Medicine 4，no. 2 (1991): 277-94*.

2　参见*Muskogee Times-Democrat*，December 1，1919，6.

3　M. E. Boland，S. M. Roper，and J. A. Henry，"Complications of Quinine Poisoning"，*Lancet 1*，no. 8425（1985）：384-85.

吐患者，霍普柯克医生还会给他们服用少量的干香槟（dry champagne）[1]。

"对于感染了流感的病人而言，没什么比发出滋滋气泡声的香槟酒更能唤醒他们的了。"[2]霍普柯克写道。

如果说这听上去还有点道理，那也只能局限在当时那个时代。即使在100年前，医疗界也认为霍普柯克的建议是奇怪的。《美国医学协会杂志》（*Journal of the American Medical Association*）的一位匿名评论员难掩蔑视地写道[3]：

> 国外的医生们，尤其是英国的，可能会将这么一本书视作可以接受的或者是富有建设性的。但是对于广大美国人而言，从普通的教科书中就能获得相同质量的有用信息，而不会通过持续不断地推荐无效的药物治疗来归纳推理。让我震惊的是，斯克里布纳出版社（Scribner）居然同意出版这么一本书。

确实令人震惊。但是霍普柯克的疗法并非你想象的那样

---

1 Hopkirk, *Influenza*, 163, 180.

2 Hopkirk, *Influenza*, 167.

3 "Influenza: Its History, Nature, Cause and Treatment", book review, *JAMA* 63, no. 3（1914）: 267. 我仍然无法确信评论员蔑视的是谁，英国人还是霍普柯克医生？我喜欢"万灵药"（nostrum）这个词，它意味着一种由不合格的人制备的无效的药物。

不同寻常。事实上，这些方法似乎相当主流（即使在美国，这让那个暴脾气的评论员很是恼怒）。

关于我们如何与流感做斗争的，我最喜欢讲的例子就是1936年一个流感病人的护理记录。这份记录被当成传家宝保存了下来，并在70年后出版了[1]。在3个星期的治疗里，这位病人经历了一连串惩罚性的安慰剂治疗：芥末石膏粉（一种民间偏方，涂在皮肤上）、阿司匹林（治疗发烧）、可待因（codeine，治疗咳嗽）、酚酞（phenolphthalein，一种会致癌的泻药）、其他咳嗽药、樟脑油、7次灌肠（7次！）、直肠管（别问做什么用）、镁乳（另一种泻药，求上帝快去帮帮他）、乌洛托品（urotropine，一种尿道抗菌药），以及安息香酊。这个病人至少服用了5次处方剂量的威士忌和14次蓖麻油。事实上，他的7次灌肠从医学上讲是必须的，因为他至少服用了39次可待因，虽然抑制了咳嗽，但也会引起便秘。

当时距离流感大流行已经过去了近20年，但仍然有病人在用修道士的香脂和蓖麻油进行治疗。我们可以从霍普柯克1914年出版的书里和那个接受了过度治疗的可怜病人的护理记录里总结出来的是，医生用了许多民间偏方对付流感，这些偏方往好了说是没用，往坏了说就是有毒。

有些方子至少还是天然有机的：燃烧橘子皮、把洋葱

1　R. J. Sherertz and H. J. Sherertz, "Influenza in the Preantibiotic Era", *Infectious Diseases in Clinical Practice* 14, no. 3（2006）: 127.

切成丁来熏屋子（灭菌）[1]。许多医生甚至自己配置药液和药物，并基于很难让人信服的统计数据来推广它们。1919 年 2 月，一位来自芝加哥的伯纳德·马洛伊（Bernard Maloy）医生宣称，他已经治疗了 225 名肺炎患者，无 1 例死亡[2]。他使用了两种植物的酊剂——乌头（aconite）和绿藜芦（veratrum viride），并用了 10 倍剂量的治疗方案。我们现在已经无从得知每种成分的浓度，但是乌头（也叫 monkshood）和绿藜芦（也叫 false hellebore 或 Indian poke）都是有毒的植物（如你所料）。一定剂量下，它们会引起恶心、呕吐和血压的断崖式下降，甚至有可能致命。马洛伊的混合物肯定经过小心地滴定配置，以防出现副作用。我们不能忘记的是，许多现代药物超过一定剂量也是有毒的。另外，他宣称这种混合物可以 100% 预防或者可能阻断肺炎，这意味着，他的病人是被精心挑选的，那些有着严重的流感或肺炎症状的病例被排除在了他的方案之外。

1918 年流感大流行期间，有些人非常绝望，从而铤而走险，在没有医生的指导下自己发明了充满危险的治疗方法。当流感恶魔在英国西南部沿海小镇咆哮而过时，法尔茅斯的

---

1 Roger Welsch, *A Treasury of Nebraska Pioneer Folklore*（Lincoln: University of Nebraska Press, 1967）, 370.

2 "Influenza Discussions", *American Journal of Public Health* 9, no. 2（1919）: 136.

村民们并没有把他们生病的孩子送去医院，而是带到了当地的煤气厂去吸煤气。家长们认为让孩子接触有毒气体可以减轻他们的症状。

A·格雷戈尔上尉（A. Gregor），一位公共卫生官员开始通过观察法尔茅斯不同人群的流感患病率来确认这种观点[1]是否科学。在一个海军巡逻队基地，他注意到流感患病率为40%。在当地一个驻扎了1000个连队的陆军军营里，患病率不足20%。在当地一个锡矿场，工人们暴露于充满硝酸的毒气中，流感感染率只有11%。另外一些锡矿场工人暴露于炸药和黑火药中，这些吸入毒气的"幸运儿"的流感感染率更低，只有5%。

018

许多"脑子里的感冒"可以用烟气来治愈是一种流行的观点，这个观点有"一定的事实基础"。格雷戈尔在1919年的《英国医学杂志》（*British Medical Journal*）上总结道。此时，流感大流行正在逐渐减弱。他不是唯一一个持这种观点的人。另外一名医生的报告指出："有充分证据说明，毒气厂的工人们[2]实际上对流感有免疫力。"令人感到欣慰的是，没人真的建议通过吸毒气来预防流感，即使是那个很喜欢升汞

---

1 A. Gregor, "A Note on the Epidemiology of Influenza among Workers", *British Medical Journal* 1, no.3035（1919）: 242-43.

2 F. Shufflebotham, "Influenza among Poison Gas Workers", *British Medical Journal* 1, no. 3042（1919）: 478-79. 由于某些原因，这种免疫并未延展到光子气工人身上。光子气在第一次世界大战期间产生了非常恐怖的效果。

的霍普柯克医生也没这么做。

格雷戈尔的发现是否真的和工人们暴露于毒气之中有关，现在已经无从知晓。氯气确实可以杀死禽流感病毒，也有可能会杀灭煤气厂工人们身边飘浮着的流感病毒[1]。但我们需要记住的是，在第一次世界大战期间，氯气以最残忍的方式杀死了许许多多的士兵。

———————

并非所有医生都会像流感大流行期间的江湖郎中那样去给病人看病。詹姆斯·亨里克（James Herrick）是一名在芝加哥工作的医生，曾就读于伊利诺伊的拉什医学院（Rush Medical College），被公认为是一位成功的医生[2]。1910年，他是第一个描述后来被称为镰刀形红细胞贫血症的人，尽管在当时，他还无法解释这种疾病的病因。两年后，他发表了一篇关于冠状动脉疾病的重要综述，他认为这些动脉可能被堵塞，但不会马上致死。这和当时盛行的观点截然不同。基于经验，他成功地描述了这些堵塞所引发的临床症状，比心血管造影技术出现整整早了1个世纪。他的这些研究成果奠定

———————

1　E. W. Rice et al., "Chlorine Inactivationof Highly Pathogenic Avian Influenza Virus（H5N1）", *Emerging Infectious Diseases* 13, no. 10（2007）: 1568-70.

2　"James B. Herrick（1861-1954）", *JAMA* 16, no. 186（1963）: 722-23.

了现代心脏病学的基础[1]。此外，他还发表了一系列关于肺炎、白血病和包括流感在内的其他疾病的文章。

亨里克是最早向神水和民间偏方发起挑战的人之一，这些东西确实让流感病人受到了伤害，甚至因此而丧命。亨里克经历了两次流感大流行，分别是1890年和1918年。他的诉求很简单[2]：在没有证据表明它们会起作用之前，医生们不能把能用的药都用上。

在1919年夏天写下这篇文章需要很大的勇气，当时美国和世界其他地区正从史上最严重的流感大流行中恢复过来。亨里克写道，"大多数治疗流感的医生都是基于'肤浅的观察和有限的经验'而进行治疗的。他们忽视了一个事实，那就是疾病是有自限性的，即它常常能够自愈。"

"所以许多结论都是很粗糙的，"亨里克写道，"它们是通过臆想得出的，在这个过程中，乐观的轻信取代了探索性的科学质疑。"

亨里克对各种粗制滥造的治疗方案持怀疑态度，这些疗

1　参见 C. S. Roberts，"Herrick and Heart Disease"，in H. Kenneth Walker，W. Dallas Hall，and J. Willis Hurst，eds.，*Clinical Methods: The History, Physical, and Laboratory Examinations*，3rd ed.（Atlanta: Butterworth Publishers，1990）. 另参见 R. S. Ross，"A Parlous State of Storm and Stress. The Life and Times of James B. Herrick"，*Circulation* 67，no. 5（1983）：955-59.

2　James B. Herrick，"Treatment of Influenza by Means Other Than Vaccines and Serums"，*JAMA* 73，no. 7（1919）：482-87.

法轻则会让病人神志不清，重则会致死。打一针水银？超高剂量的奎宁？"当然，"他用一种特有的轻描淡写的语气写道，"有的人得出这些结论时犯了错误。"[1]

亨里克说："让我们尝试一些更切合实际的真正有效的方法，而不是开些毫无作用的药物。例如，隔离和戴口罩，以防止传染；让病人多喝水，以防止脱水；还要多休息，要好好地休息。"几周的卧床休息，少量户外活动，多呼吸新鲜空气，保持安静，多睡觉。他的治疗方案恰恰代表了保守派的主流意见[2]。

当然，亨里克也有那个时代的局限性，所以我们也不必惊讶于他也赞成使用泻药[3]，并坚持"在患病初期肠道必须彻底打开，且在任何时候都不可以让肠道失去活力"。我们应该对他的这个观点表示宽容和理解，因为他发表了一些其他超越时代局限的常识性观点：

---

1 所有这些引言都是来自亨里克，483.

2 "Proceedings of the Forty-Sixth Annual Meeting of the American Public Health Association", American Journal of Public Health 9, no. 2（1919）: 130-42.

3 这段引言来自亨里克，483. 这种对流感病人的肠蠕动的关注获得了非常广泛的传播，并成为医学根深蒂固的知识。这里是一封医生的信件的节选，于 1918 年 11 月发表在 Journal of the American Medical Association: "我不能过于强调使用温和的泻药使肠道畅通的重要性，但常见的情况是，在肠道的一次快速导泻之后，高烧会缓慢消退，这种方法对于缩短流感的病程非常有帮助。"来自 Klein, "The Treatment of 'Spanish Influenza'", 1510.

在治疗严重的自限性传染病时，最难做到的事情之 一就是不要仅仅因为确诊了就开药。当想到流感可能造成的严重后果时，头脑再冷静的医生的自我约束也会被置之脑后。在流感肆虐的时候，带着一丝歇斯底里的恐慌气氛在人群中蔓延扩散，医生过去形成的良好判断力也会变得找不着方向。医生会忘记其实大多数流感病人根本不需要服用什么药物。本来就不该有什么常规治疗方案规定了某些药物应该在某个时间段使用，而根本不考虑是否有一个清晰的用药指征。治疗方案应该给患者带来希望，根据患者的症状来确定，因人而异。

最后一句是金句。这句话值得每所医学院的每位医学生牢记。等一等，看一看会发生什么，针对病人的症状用药，看看病人的个人档案，考虑病人的情况，进行个性化治疗。

幸运的是，也有其他一些医生认为大多数的流感治疗都是不正确的。1918 年 11 月，一名驻扎在英格兰布兰肖特营地的加拿大随军医生写道，对于大量用于流感治疗的药物而言[1]，"显而易见，它们大部分都是徒劳无功的"。

几千年以来的治疗方法已经发生了很多变化，尤其是近几十年来，但从某种程度上说，病人并没有变化。毕竟病毒

1　Cooper Cole, "Preliminary Report on Influenza Epidemic at Bramshott".

的类型是一样的，折磨古希腊人的病毒，也是把不幸的灵魂送到霍普柯克医生面前的病毒，也是把你的配偶、孩子或你自己打倒的病毒。那现在该怎么办呢？

———

当然，我的同事们至少不会给你开一剂泻药。我也不会让你去放血。但当你得知这么多年来流感的治疗方案并没有多大的进步时，你或许会感到惊讶。

下面是美国每年会发生 3100 万次以上的事件的一个典型总结[1]。深秋时节的某个周五的晚上，你开始觉得不舒服。你感到疲惫，不想吃东西。你的后背和大腿开始疼痛。然后你觉得一阵寒战，开始冒汗。你量了下体温，102 华氏度（约 39 摄氏度）。现在你真正开始感到难受了。寒战变得更厉害了。你的喉咙开始觉得痒痒，继而是疼痛。你开始打喷嚏。到了周六的早上，你开始流鼻涕、咳嗽，而且觉得全身酸疼。你得了流感。

对于这一常见的场景，每个人的反应都有所不同。你可能会待在家里，服用泰诺或布洛芬，把体温降下来，并缓解疼痛。你也可能躺在床上，睡睡醒醒。如果你是个幸运儿，或许会有人来照顾你，给你端来一杯热水或热饮料。过了两

———

1　N. A. Molinari et al., "The Annuall mpact of Seasonal Influenza in the U.S.: Measuring Disease Burden and Costs", *Vaccine* 25, no. 27（2007）：5086-96.

天，你终于不再发烧，体力也开始恢复。到了周一，你只好请病假，但你终于可以拖着沉重的身子去浴室洗澡了。尽管没有食欲，但你可以喝点汤。到了周二，烧退了，你的食欲也在慢慢恢复。到了周三，你已经痊愈了，可以重回办公室了。

这是大多数健康人得了流感之后的表现。只是大多数，不是全部。有些人在开始有发烧或身体疼痛的迹象时，会联系他们的初级保健医生。医生会告诉他们待在家里多喝水，如果症状没有好转就去急救中心。到他的诊室去，是医生最后才会想让你做的事。这样你就会把病毒传染给他、他的员工和其他的病人。我在急救中心诊治过数以百计的流感病人，许多人还处在发病早期，甚至有些人的症状还不明显，而我能做的就是让他们回家，并送上我妈妈常对我说的嘱咐：多喝鸡汤。

不过有些病人得了流感却会有生命危险。他们可能是老年人，或是免疫系统受到艾滋病病毒、化疗、或甾体类药物损害的人。还有些人可能免疫系统是健全的，但是不巧遇上了某种特定流感的大暴发。还有的人可能平时饮水不足，或者是由于呕吐或腹泻导致脱水。这些都是流感的重症病例，常常需要到急救中心来救治。他们大多数是开车或坐出租车来的，还有些是救护车送来的。

不管是以何种方式来的，到了急救中心后遇到的第一个人肯定是分诊护士。她会快速询问病人的病史，然后测量他们的脉搏、血压和体温，并把一根探头放在他们的指头上来检测血液中的氧气含量（血气针）。如果这四项检测（汇总起来就是你的"生命指征"）高于或低于正常值，就会被要求戴上口罩，坐在等候室，直到有空的床位。坐在那里时可能会看到其他三三两两戴着口罩的病人，穿着睡衣，肩上披着宽大衣服，也在候诊。已经虚弱到无法走路的病人会被优先安排进入急救中心。

如果是特别严重的流感季，会有许多症状一样的病人挤满了等候室。如果是在下午或傍晚到达，那是大多数急救中心的高峰时段，候诊时间会相对较长。如果在城里的急救中心就诊，那么会比在郊区的急救中心就诊花费更长的候诊时间。周五和周一常常是一周里最忙的时候，而联邦假期和清晨的几个小时常常是人最少的时段[1]。联邦假期后的第一天，

1 这些观察是基于我自己25年来在美国和国外多个急救中心的工作经历。幸运的是，我的经历似乎和已发表的数据高度匹配。我的前同事梅丽莎·麦卡锡（Melissa McCarthy）对一个大型的市区教学医院急救中心接收病人的时间点持续了超过一年的研究。她发现，周一和周五最忙，并且早上较早的几个小时是最悠闲的。See M. L.McCarthy et al., "The Challenge of Predicting Demand for Emergency Department Services", *Academic Emergency Medicine* 15, no. 4（2008）: 337-46. 另见S. J. Welch, S. S. Jones, and T. Allen, "Mapping the 24-Hour Emergency Department Cycle to Improve Patient Flow", *Joint Commission Journalon Quality and Patient Safety* 33, no. 5（2007）: 247-55. 这些模式在全世界的急救机构中都有被发现，如Y. Tiwari, S. Goel, A. Singh, "Arrival Time Pattern and Waiting Time Distribution of Patients in the Emergency Outpatient Department of a Tertiary Level Health Care Institution of North India", *Journal of Emergencies, Trauma, and Shock* 7, no. 3（2014）: 160-65.

急救中心常常极其忙碌。请记住，医务人员在换班时可能动作最为缓慢[1]。我把上述信息都放在一起，是为了告诉你，如果得了严重的流感，需要去看急诊，那么最好是在圣诞节假期的早上 7 点。

一旦有了床位，病人会被扎很多针，其中一根静脉针刺入血管，取血样。这些都是在医生看到病人之前完成的。当医生来了以后，他会问病况：起始时间、症状，等等。医生这样问有两个目的：第一，排除病人没有肺炎等需要注射抗生素或住院的严重疾病；第二，想要弄清楚是否需要其他的干预措施，比如额外的静脉输液。如果病人确实患了流感，而且不需要静脉输液，那么只需要一些泰诺（在美国是一笔相当昂贵的医药费账单）就可以回家了。

那么，医生是如何知道病人是否感染了流感呢？我不得不承认，即使经历了 5 年的医学院教育、4 年的住院医师培训和几千个小时的看诊，我们在急救中心的大多数医生也只是凭直觉判断。当然我们会问些重要的问题来排除某些疾病，比如"你近期去过非洲吗？"或者"你是否曾接触过一氧化碳？"最后一个问题很重要。如果病人没有因为一氧化碳中毒身亡，那么一氧化碳会引起酷似流感的症状。流感高发期是

1　大多数急救室是三班倒：早上 7 点到下午 3 点、下午 3 点到晚上 11 点、晚上 11 点到第二天 7 点。此外，对于一家特定的急救室而言，会有许多额外的班次的重叠组合，这取决于病人达到高峰的时间。

在秋冬两季——此时人们会用加热器和火炉，一氧化碳中毒常常被误诊为流感。

几年前，一起医疗事故索赔诉讼中，我作为专家见证人出庭作证。在这个案子里，丈夫、妻子和儿子被发现死于他们费城的家中，死因是一氧化碳中毒。后来发现，这位妻子曾去当地的急救中心就诊，症状是头痛、恶心和呕吐。她去了两次。但是医生两次都没有考虑到一氧化碳中毒的可能，相反，她的症状被认为是流感引起的。陪审团最后裁定被告支付近 190 万美元赔偿款[1]。

一旦确诊为流感，医生们就开始讨论治疗方法。如果有发烧，医生会建议服用退烧药。这是每个急诊科医生都会做的事，也包括我。但事实上，我们最好问问是否真的应该把烧退下来。

对于几乎所有人而言，发热从任何角度考虑都不是危险的。但它们让人难受，所以我们要去对付它们[2]。有证据表明，发热其实是有益的。原因很简单：当身体发热时，免疫系统能够更好地抵抗感染。当白细胞大量从骨髓中释放出来

---

1   A. Elliott-Engel, "Jury Awards $1.87 Million in CarbonMonoxide Poisoning Case", *Legal Intelligencer*, June 1, 2011.

2   参见 M. Glatstein and D. Scolnik, "Fever: To Treat or Not to Treat?" *World Journal of Pediatrics* 4, no. 4（2008）: 245-47. Adated but useful review of the subject is Matthew J. Kluger, *Fever: Its Biology, Evolution, and Function* （Princeton, NJ: Princeton University Press, 1979）.

时，它们能够更好地和感染作战。发热还可以增强另外一群叫自然杀伤细胞（NK细胞）的血细胞的活力[1]，提升巨噬细胞（macrophages，希腊语里是"大胃王"的意思）吞噬和摧毁入侵细胞的能力。

当体温略微升高时，身体能够更好地与感染做斗争，那么如果退烧之后是否会给病人带来更糟糕的后果呢？加拿大麦克马斯特大学的一个研究小组对一组人进行了观察，他们想看看那些服用了退烧药物的流感病人会发生什么。一旦他们觉得身体好些了，流感病人们就会下床，参加社交，同时也开始传播病毒。从整个人口层面看，影响相当大。麦克马斯特小组认为，频繁用药物干预发热的操作会将流感的传播性增强至少1%。我知道这听起来也没什么，但是可别忘了美国每年死于流感的人数高达4.9万[2]。如果你把麦克马斯特小组的预估代入这些流感数字中[3]，美国每年差不多有500人（或许其他地方有更多人）可以通过在流感治疗中避免使用退烧

1 有一项关于发烧和免疫热调节的综述写道："发烧所带来的体温升高是一种全身报警系统，它可以在外来病原体入侵时广泛地激发免疫监视。"参见 S. S. Evans，E. A. Repasky，and D. T. Fisher，"Fever and the Thermal Regulation of Immunity: The Immune System Feels the Heat"，*National Review of Immunology* 15，no. 6（2015）：335-49.

2 这是美国疾病控制与预防中心的估计，参见 "Estimating Seasonal Influenza-Related Deaths in the United States".

3 D. J. Earn，P. W. Andrews，and B. M. Bolker，"Population-Level Effects of Suppressing Fever"，*Proceedingsof the Royal Society B: Biological Sciences* 281，no. 1778（2014）：20132570.

药而被救回来。

在急救中心，我也总是会给发热的流感病人开药。而且，据我所知，每个急诊科医生都会这么做。一部分原因是我接受过职业培训，另一部分原因是发热真的让人难受。同时，这也是病人所希望的。人们希望发热能够被治疗。此时向一个渴望浑身疼痛得到缓解的病人去解释麦克马斯特的研究论文就显得费时费力了。

我常常给流感病人提供的另一种治疗方法是静脉输液。对于有脱水症状的病人，这非常重要。经过一两袋含有无菌水、盐和一些电解质的静脉输液后，病人常常感到明显好转。我见过无数流感病人被救护车送到急救中心，虚弱到无法站立。1 小时后，输了两袋流体，他们就能够走出急救中心自行回家了[1]。

验血通常不是必要的，胸部 X 光检查也只会让病人受到不必要的辐射。有的病人可能来到急救中心时流感症状没那么重，却希望医生能够给他做血液和 X 射线检测。事实上，没有必要将这些检查视作一理所当然的常规操作。把

1　静脉输液是一种简单的介入治疗方式。生产厂家对一袋输液的定价只有 1 美元，但是医院往往会有较高的加成。《纽约时报》有个调查显示，有些人被要价 787 美元用于支付"输液治疗"。还有一个例子，一个病人被要求花费 91 美元来支付一个医院采购成本仅为 0.86 美元的输液。你可以把酒店的迷你吧当成某种意义上的敲诈。参见 Nina Bernstein, "How to Charge $546 for Six Liters of Saltwater", *New York Times*, August 27, 2013.

这个决定权交给医生，不要自己主动提出来要做血检或 X 射线。这些检查除了增加你账单上的数字，毫无用处。我几乎从不开这类检查，但也有例外。一些病人看起来非常虚弱，极度脱水，或者合并其他慢性病。还有些人可能是老烟鬼，还有些人可能已经得了肺炎。他们可能会窒息。当我借助于听诊器听他们的肺音时，能听到噼啪声和喘气声（或者叫"罗音"［rales］和"干罗音"［rhonchi］）。对这些病人来说，肺部 X 光片是必须要做的，因为通过片子可以判断是否得了肺炎。血液检测将会发现有大量的白细胞，提示有一系列感染。我能够给予这些病人的首要治疗步骤就是让他们吸纯氧。在我们的肺里有成千上万个小囊泡，叫肺泡，氧气通过肺泡进入我们的血流。在被流感和肺炎破坏的肺中，这些肺泡充溢着体液和脓液，进入血液的氧气有所减少，导致呼吸短促急迫。含氧量高的血液颜色是鲜红的，没有氧气的血液颜色是暗红的。当氧气水平变得相当低时，嘴唇和耳朵会变得暗沉。这被称为紫绀，是病人病情严重的信号。这也是 1918 年流感大流行时重症病例的共同特点之一。吸氧可以用来治疗紫绀或低血氧症，并在几分钟之内就可以缓解病人的痛苦。

这些病重的患者必须住院，接受抗生素治疗以对抗肺部的细菌感染。他们还需要输液，以保持他们身体水分充足，需要继续保持吸纯氧。大多数人只需要在病房里待几天病情就可以改善，但如果肺部受损严重、扩散范围持续扩大，就需要转移到重症监护病房。在那里，每个病人都有专门的护士看护，病情的每个变化都需要密切监视。如果病情恶化，需要使用镇静剂，同时连接上一个可以代替他们呼吸的机器。一根大约9英寸长、食指粗细的管子通过喉咙沿着气管滑进去。一端连着呼吸机，每循环一次，病人的胸部就会扩张收缩一次。然后我们能做的就是等待了。

如果一切顺利，肺炎会缓解，流感引起的炎症也会慢慢消退。几天后就可以撤去呼吸管，镇静剂的用量也会慢慢减少。病人慢慢苏醒，对刚刚进行的激烈的生死之战一无所知。这是一切顺利的结果。但有时候肺炎太严重以至于病情无法得到有效控制。首先肺功能会衰竭，然后是肾和肝等多个器官衰竭。最后，流感又将夺去一个生命。

我这么说并非出于一种病态。在每年感染流感的数百万人中，只有不到1%的人会死亡。对于来到急救中心的人来说，大多数人只是需要被医生再次告知"时间"是治愈流感所需要的一切。现在最大的误区之一是不管大小病都需要抗生素。如果一个健康人得了普通流感，不需要抗生素，医生也不该开抗生素类的药物。抗生素对病毒没用，所以它们对治疗流感也一点儿用都没有。然而如果有并发症且病毒性流感发展成了细菌性肺炎，此时当然应该用抗生素。但是，我要重复一遍的是，抗生素对流感病毒没用。你也许会惊讶，竟然有这么多的患者明知是病毒感染还是会要求医生开抗生素。当我拒绝了他们的要求时，他们会失望不满。医生需要对这个问题负主要责任。有可信的数据显示，有大约一半病毒感染患者（如"流感"）拿到了完全没用的抗生素[1]。

简直无法想象，我们曾经将放血、灌肠、香槟、毒气、蓖麻油视作治疗流感最先进的方法。在过去的一百年里我们经历了漫长的探索。尽管现代医学显示出了种种优越性，但治愈流感仍然是我们未解决的难题。我们仍然受到流感病毒的威胁，担心1918年流感大流行会卷土重来。要想知道为什么流感依然难以治愈，我们需要深入了解病毒本身。

1　C. G. Grijalva, J. P. Nuorti, and M. R. Griffin, "Antibiotic Prescription Rates for Acute Respiratory Tract Infections in U.S. Ambulatory Settings", *JAMA* 302, no. 7 (2009) : 758-66.

2

流感:
病毒的前世今生

病毒早在人类诞生之前就已存在。病毒诞生的时间比智慧生命、类人猿、黑猩猩、爬行动物以及任何从黏液中孕育的生命诞生的时间都要久远。病毒无处不在，天生神秘。我们并不知道病毒是如何演变发展的，但我们知道它们已经存在了数百万年。病毒存在于生命的边缘[1]，挑战我们对生物的认知。石头没有生命，但是细菌有，病毒则介于两者之间。

病毒是一系列不具备基本细胞结构的化学物质组成的盒子。病毒不能自行代谢或再生。为了繁殖，它必须入侵活体细胞。病毒能够感染细菌、植物、爬行动物、鱼类、鸟类以及哺乳动物。病毒与人类的进化密不可分。几千年来，部分

1　E. Rybicki, "The Classification of Organisms at the Edge of Life, or Problems with Virus Systematics", *South African Journal of Sciences* 86 (1990): 182–98.

病毒已与人类的遗传密码合为一体[1]。隐蔽于人类DNA长链中的序列就源自古代的病毒。他们的遗传密码与我们的遗传密码息息相关，病毒由此成为人体无害的一部分。病毒的繁衍完全依靠人体细胞来获取营养。

————

"virus"（病毒）一词在人类发现病毒颗粒之前就已经存在了。这是一个拉丁词语[2]，意思是"毒药""毒液"或"有害气味"。中世纪，"病毒"与"毒素"同义。在拉丁文医学文本的英文版本中，这个词仍未经过翻译。到了18世纪，病毒一词可以用来指代任何传染病。例如，爱德华·詹纳（Edward Jenner）[3]在发现预防天花的疫苗之前，就用这个词来描述天花产生的原因。在19世纪，伴随着疾病细菌理论的迅速发展，"病毒"一词依然被用来表示致病因子，或有无细菌感染。路易·帕斯特（Louis Pasteur）将引起狂犬病的致病因子称

————

1　M. Emerman and H. S. Malik, "Paleovirology—Modern Consequences of Ancient Viruses", *PLoS Biology* 8, no. 2 (2010): e1000301.

2　Sally Smith Hughes, *The Virus: A History of the Concept* (London: Heinemann Educational Books, Science History Publications, 1977), 109–14.

3　"……让牛痘病毒变得特别与众不同的是，一旦感染了牛痘的人在康复之后就不会再感染了。" Edward Jenner, *An Inquiry into the Causes and Effects of the Variolae Vaccinae, a Disease Discovered in Some of the Western Counties of England, Particularly Gloucestershire, and Known by the Name the Cow Pox* (London: Sampson Low, 1798), 6. 我们在第九章里会再次提到詹纳（Jenner）.

之为"levirus rabique"[1]。如今，我们知道病毒属于亚微观实体，其体积比细菌还要小 20 倍。病毒的核心部分是遗传物质[2]，外面覆盖着蛋白质外壳，它们仅能在活体细胞内繁殖。

正如"病毒"一词在具备如今的意义之前就已经被人们使用了很久一样，"流感"一词诞生的时间也比目前人们使用的时间要久远。没有人能够确定英文词语"influenza"最初是否用来描述目前被人们称之为"流感"的这种疾病，但早在 1504 年，这个词语就出现了。该词来自意大利语，意思是"影响"（influence）。这就说明它源自占星理论。人类曾经认为流感是由恒星和行星的错位造成的。

直到 20 世纪，我们才确切地知道病毒到底是什么。在此之前的数千年间，人类一直为这种看不见的力量所困扰，并为此做了种种假设。撰写了爆发于雅典与斯巴达之间的伯罗奔尼撒战争史的古希腊历史学家修昔底德（Thucydides），记录了公元前 430 年发生的一场长达 3 年的瘟疫[3]。成千上万的难民涌入雅典寻求庇护。这座城市很快就人满为患。这就为传染病的暴发创造了最佳条件。修昔底德描述这种疾病最初的症状是"头部发热和眼睛发红"，之后出现打喷嚏以及声音

---

1 Hughes, *The Virus*, 112.

2 Hughes, *The Virus*, 114.

3 A. D. Langmuir et al. 在以下文章中引用了这句话："The Thucydides Syndrome. A New Hypothesis for the Cause of the Plague of Athens", *New England Journal of Medicine* 313, no. 16（1985）: 1027-30.

嘶哑症状，"不久后，这些症状演变为胸腔剧烈的咳嗽"。高烧严重时，患者们不得不跳入蓄水池为自己降温，而且他们还会通过喝酒来缓解持续的口渴。修昔底德对患者的存活时间感到诧异，然而，大多患者在一周内就殒命了。驻扎在雅典的1.3万名士兵中有三分之一的人被这场流行病夺去了生命。然后，奇怪的是，在公元前427年的冬天，这场流行病出乎意料地结束了。

长期以来，这种疾病一直被视为历史谜团。有人怀疑是瘟疫和斑疹伤寒，但也有人说是炭疽、伤寒和肺结核。这种疾病发病快、潜伏期短。那些生病之后得以康复的人——包括修昔底德本人——并没有再患这种病。这种疾病一波接一波来袭，常见于人口聚集的地方。20世纪80年代，研究人员将这组病症称为"修昔底德综合征"。研究人员还注意到，这种疾病的症状具有流感大流行的特征，同时伴有继发细菌性感染。疾病的暴发与1918年的流感疫情有诸多共同特征，包括造成多人死亡的继发感染。如果这个理论是正确的，修昔底德综合征就是有关流感的最早记录。由于死亡率极高，所以这种流感也极具致命性。

在修昔底德之后的100年里，希腊医生希波克拉底描写了一种听起来像流感的疾病[1]，这种疾病每年暴发一次。这种疾

1　Francis Adams, *The Genuine Works of Hippocrates* (New York: William Wood, 1886), 298.

病的外观与在北半球的秋冬季可见的昴宿星团（the Pleiades，
又称"七姐妹星团"）相似。在这段时间里，希波克拉底写
道，"许多人持续不断地发烧"，病人发冷，经常出汗，并伴
有咳嗽。

　　之后，直至中世纪晚期才有流感暴发的相关记录，此时
天花和鼠疫是最令人恐惧的致命疾病。与这些大规模致命疾
病相比，流感的影响力几乎难以察觉。

　　几个世纪后的 1675 年 11 月，我的家乡伦敦暴发了一场
流感[1]。每周的死亡人数从月初的 42 人增加到月中的 130 人，
而在 12 月的第一周只有 7 人死亡。除了致人死亡之外，这
种疾病还有其他麻烦的特征。教堂里的教徒们咳嗽得太厉
害，以至于听不到牧师布道[2]。有点讽刺意味的是，英格兰
北部的人们称这种疾病是"快乐的咆哮"（jolly rant，现在
该词专指流感患者），因为它将受害者变成了悲惨的噪声制
造者。当然，这并不是什么令人快乐的事。17 世纪英国著
名的医生托马斯·西德纳姆（Thomas Sydenham）认为[3]，
这些流行病与暴雨有关，是暴雨使人们的血液中布满了

1　Charles Creighton, *A History of Epidemics in Britain*, 2nd ed., vol. 2（New
York: Barnes & Noble, 1965）, 328. 记录了咳嗽的更早期流行病学，就像发生
在 1658 年 4 月的那场一样，然而，流感常常是冬季特有的疾病，因此它也就不可
能是 4 月咳嗽流行的原因。

2　同上，328.

3　同上，329.

"粗糙的含水颗粒"。放血疗法和泻药[1]被认为是最佳的治疗方法。

———

为了区分一般流行病和大流行性疾病，我们暂且不讨论血液和排便这类话题。无论是过去还是现在，这些词语都在交替地用来描述流感的暴发。2009年暴发的流感被称为猪流感。这恰恰是混淆两个术语的典型例子。《纽约时报》上的一则标题就是"这是大流行性疾病吗？对'大流行性疾病'的定义"[2]。虽然两者的范围和强度有区别，但没有人真正认可它们的确切含义。我们目前最常用的定义是[3]一般流行病是一种在地方暴发的严重疾病，而大流行性疾病是一种在全球暴发、从源头快速传播的致人重病的疾病。按这个标准来看，17~19世纪中，每个世纪都分别出现了3~5次流感大流行。其间一

---

1 1729年冬天的疫情流行起来特别粗暴，影响了英国、爱尔兰以及意大利。参见 Charles Creighton, *A History of Epidemics in Britain*, 2nd ed., vol. 2（New York: Barnes & Noble, 1965），343页。不是所有大流行病都是流感。例如，在1743年4月有个流行病，当时"患者体温升高时，皮肤常常发生红肿，随后，身体的大多数部位出现脱皮"，这不是我们现在所熟悉的病毒性流感的描述，而更像曾经一度很常见的"猩红热"，是由链球菌感染所引起的。

2 Lawrence Altman, "Is This a Pandemic? Define 'Pandemic'", *New York Times*, June 8, 2009, D1. See also D. M. Morens, G. K. Folkers, and A. S. Fauci, "What Is a Pandemic?", *Journal of Infectious Disease* 200, no. 7（2009）: 1018-21.

3 K. D. Patterson, *Pandemic Influenza, 1700-1900*（Totowa, NJ: Rowman and Littlefield, 1986），5.

些流感大流行[1]暴发的时间间隔达半个世纪，而其他几次则在几年时间内相继暴发。流感如此令人困惑的部分原因是：从一般流行病和大流行性疾病的角度来看，随着季节的更替，小规模的这种疾病可以预测，但是大规模的则无法预测。例如，1730 年的流感后的第二年又暴发了一次流感。在几乎一个世纪之后的 1831 年和 1833 年又连续暴发了两次流感。流感活动规律如此深不可测，因此需要很长时间去跟踪和识别。

　　暴发于 19 世纪的一场特殊的大流行性疾病与以往的不同，它使人类在揭开这种疾病的神秘面纱方面向前迈进了一步。1889 年冬季暴发的具有毁灭性的疾病不仅是现代第一次流感大流行，而且也是第一次有且详细记录在案的流感大流行。据此，人们可以对其传播和影响情况进行评估。这是 40 多年来英国暴发的第一次流感大流行。鉴于这场疾病形势严峻，一位名叫亨利·帕森斯（Henry Parsons）的医生将该病上报给了议会[2]。帕森斯指出，这次暴发的疾病肯定是一场大流行性疾病，因为整个欧洲都在饱受病痛的折磨。之后，这种疾病又传播到美国[3]。1889 年 12 月，在纽约报告了首起病例。次年

1　K. D. Patterson, *Pandemic Influenza, 1700-1900*（Totowa, NJ: Rowman and Littlefield, 1986）, 83.

2　Henry Franklin Parsons, *Report on the Influenza Epidemic of 1889-90*（London, Eyre and Spottiswoode, 1891）.

3　同上，24-27.

1月，波士顿、圣路易斯和新奥尔良都有人染病死亡。在波士顿，40%的人患病。超过四分之一的工人因为病情过于严重而无法工作。过度拥挤和致命的"污浊空气"对疾病传播有巨大的影响。在这场大流行性疾病中，富人和穷人都深受影响，但正如人们预料的那样，"人群密集或密闭场所，患病率会更高"。

帕森斯不知所措。他无法提供预防流感的方法，因为还有一个重要谜团没有解开：病因。这是人们的猜测。帕森斯向议会提交的报告表明，大流行性疾病已经在俄罗斯暴发，正在向西蔓延。但这里含有多少科学分析的成分，又有多少具有沙文主义的成分？甚至有传言说[1]，这种大流行性疾病是由从俄罗斯进口的燕麦传播到英国的。这些燕麦先是被马吃掉，然后马将疾病传给了人。其他起源论包括腐烂的动物尸体、地震、火山爆发以及从"地球的内部最深处"排放到空气中的"臭气"。甚至有人认为大流行性疾病是由木星和土星共同引起的[2]。

1　Henry Franklin Parsons, *Report on the Influenza Epidemic of 1889-90*，107页，在本书的另外一处（第102页），帕森斯还引述了一个法国教授的观点："流感是从俄国的土壤里滋生出来的，而且这种疾病是悄无声息的，而非轰轰烈烈的。"帕森斯对这个说法表示怀疑。他指出，在俄国出现的情况和在欧洲其他地区出现的情况一样："如果这种情况可以证明俄国有流感滋生的土壤，那为何别处没有呢？"当我写这段话时，美国联邦调查局（FBI）正在调查俄罗斯对于2016年美国总统大选的影响，这相当具有讽刺意味。还有没有什么事不会怪到俄罗斯头上的？
2　Creighton, *A History of Epidemics in Britain*，397-409.

034　　　帕森斯提出了 1889 年流感大流行暴发的三个可能原因[1]。第一个原因是天气。这就可以解释为什么这么多的病例几乎同时出现在整个欧洲和美国。可能的原因是空气质量很差。或许大气中携带一种能在空中繁殖然后感染一些易感人群的有毒物质？帕森斯承认，他知道没有任何药剂能够做到这一点。尽管他认为这可能是由"非生命的颗粒物"[2]引起的——这种对病毒实质的描述非常准确。

　　第二个原因是流感会在人与人之间传播。这就可以解释为什么家庭成员之间经常互相感染，也可以用来解释为什么很多情况下某个家庭成员将疾病传染给了整个家庭。帕森斯获得了英国大型铁路系统工人的流感数据。感染率较高的是职员[3]，尽管他们没有暴露在外面的空气中，但是每天与许多人接触，而机车驾驶员感染率较低，他们基本上暴露在公开场合，但与乘客是隔离开的。帕森斯确信[4]，人群接触是疾病传播的罪魁祸首。

　　帕森斯的第三个原因是，在某种程度上，动物对疾病的传播也起了一定的作用[5]——特别是马、宠物狗、猫和笼养鸟。帕森斯再一次得出了正确的结论，这一点比其他人早了大约 50 年。

1　Parsons, *Report on the Influenza Epidemic of 1889-90*, 70.

2　同上，82.

3　同上，73.

4　同上，102

5　同上，106.

在弄清楚什么是病毒之前，科学家已经对细菌有所了解。19世纪40年代，几位欧洲科学家各自得出结论：发酵过程中必需的酵母菌是一种生物活体。发酵过程不仅是一种化学过程，也是一种由微生物活动引起的生物过程。法国人路易·巴斯德（Louis Pasteur）研究了发酵依赖酵母和其他肉眼无法看到的微生物的方式。"巴氏杀菌法"就以他的姓氏来命名加热液体杀死细菌的过程。巴斯德出生于1822年，在将注意力转移到法国北部边境里尔市（Lille）当地啤酒厂所面临的问题之前，他的研究领域是化学。他表示，发酵不仅需要活酵母菌，还需要一种微生物，那就是他在显微镜下观察到的细菌。

035

巴斯德的细菌发现从总体上改变了生物学特别是医学的面貌。至少自亚里士多德时代，哲学家和科学家们就一直认为自然发生说（spohtaneous generation）解释了任何数量的生物现象出现的原因。这也解释了为什么蛆虫会出现在腐臭的肉上，为什么有些植物可以在没有种子的情况下发芽，为什么真菌会在腐烂的水果上生长。但是在19世纪50年代进行的一系列巧妙的实验中，巴斯德表示，如果一个物体被适当消毒，就不会出现自然发生现象。到1877年，科学家们确定了细菌会导致人们患传染性疾病。这些微生物很快就被命名了。炭疽病是由杆菌引起的，这是一种特殊类型的细菌。不久之后，科学家们发现了咽喉部感染、肺炎、麻风病等疾病的病原体[1]。人们能够识别越来越多的细菌，这种现象带来了意想不到的结果。在人们的热情和渴望中，科学家们认定微生物是导致许多疾病的元凶。但事实并非如此。这些细菌实际上是入侵弱化宿主的次生病原体。它们与疾病有关，但却不是病源。这恰恰是人们在确定流感病因时犯的第一个错误。

1892 年，两名在柏林工作的微生物学家声称他们已经发现了导致流感大流行的细菌。他们称这种新细菌为流感杆菌（bacillus influenza）。其他人将这种流感杆菌以其中一位发现者——微生物学家理查德·法伊弗（Richard Pfeiffer）的名字命名为法伊弗氏杆菌（Pfeiffer's bacillus）。当然，他们错了。这些流感患者身上肯定有细菌的存在，但却不是形成流感的原因。相反，它们是一种继发性病原体。该继发性病原体会入侵人们的身体，而此时人们的免疫系统已被我们现在所知的流感病毒所击溃。细菌引起的流感并不比盘旋的秃鹰杀死的鹿多，因为狼才是鹿的主要死因。1918 年，美国暴发了一场流感大流行。历史学家阿尔弗雷德·克罗斯比（Alfred Crosby）将法伊弗氏杆菌描述为"一个指向错误的权

1　Hughes, *The Virus*, 6-8.

威路标"[1]。

今天，流感杆菌有了另外一个名称：流感嗜血杆菌（haemophilus influenzae）。我曾多次为病人开抗生素来治疗这种令人讨厌的细菌，但不明白为什么它的名字中含有"流感"这个词。它是肺炎、脑膜炎、耳部感染以及更多疾病的元凶，但绝不是流感形成的原因。当我对流感相关的混乱历史有所了解之后，其用词的不合理性就能说通了。这个名字来自一个世纪前，而事实证明当时人们对流感的认知是错误的。

————

现在我们已经发现了这种病毒，但它具体是什么样子呢？是什么引起普通感冒，让人多痰、流涕，为什么有的会变异成具有致命性的埃博拉病毒？病毒是以什么样的方式进行传播并折磨患者的呢？

进化，使病毒有别于我们体内发现的细胞。细胞含有微小的特殊器官，而病毒没有类似的东西。由于缺乏线粒体，所以病毒无法制造能量。病毒不含核糖体，所以它们不能构建蛋白质。病毒也缺乏输送废物和毒素的溶酶体。这种病毒只是一个包含一束基因的框架，这束基因仅仅是为了复制它

————

1 Alfred W. Crosby, *America's Forgotten Pandemic: The Influenza of 1918*, 2nd ed.（Cambridge: Cambridge University Press，2003），269.

们自身而存在。虽然计算机病毒的设计目的是为了让电脑中毒并削弱或损害其功能，但大自然的病毒却并没有杀死细胞这个明确目的。相反，它们唯一的目的是劫持一个细胞并把它当成一台复印机来使用。为了做到这一点，病毒可能会伤害或破坏宿主细胞，但这只是附带损害，而不是它们的首要目标。事实上，那些非常致命的病毒，可以在复制病毒之前杀死宿主细胞。流感病毒、人类免疫缺陷病毒（HIV）和埃博拉病毒的致命程度不同，但这些病毒采用的策略却是相同的。它们入侵我们的细胞进行复制，然后必须寻找新的受害者来入侵。病毒可能会让它们的宿主身体虚弱甚至死亡，但这是附带发生的。

我们现在已经认识了2000多种病毒，而且这个数量还在不断上升。大多数医生只熟悉其中一些病毒。有一种疱疹病毒会致人患水痘（疱疹）。而轮状病毒会引起幼儿腹泻。大约有100种不同的鼻病毒，这类病毒会致使人们患普通感冒。还有像艾滋病病毒这样会导致人们患艾滋病的逆转录病毒（retroviruses）。我们尤其对正黏液病毒（orthomyxoviruses）这个有着笨拙名字的病毒家族感兴趣。"Ortho"一词在希腊语中是"直的"的意思，而"myxa"的意思是"黏液"。正黏液病毒家族包括流感病毒。实际上，有3种流感病毒株——分别为A、B和C，只有病毒株A和B能明显致人患病，而导致流感大流行的则是病毒株A。

流感是一种简单到令人难以置信的病毒[1]。它的形状像一个空心球，内含 8 个病毒基因，由控制病毒功能的 RNA（代替 DNA）组成。

伸向外围的是两种重要的蛋白质，形状看起来像小小的穗状花序或干草叉。尖尖的蛋白质被称为血凝素（hemagglutinin），或简称为 HA。在病毒被吸入肺部后，HA 就会附着在细胞表面，这时，病毒的一只脚已经迈入门内。细胞被诱骗，开始吸收病毒。一旦进入细胞，病毒的包膜就会溶解并释放出 8 个基因，进入被入侵细胞的细胞核内。在那里，它们强占了正常的细胞组织，并指导细胞制造数百万份的病毒颗粒。然后，这些早期的颗粒回升到细胞膜内，就像沸腾的锅中的气泡一样。由于被拴在表面，所以它们必须尽快摆脱束缚以入侵其他细胞。这时，位于流感病毒表面上的第二个干草叉状蛋白质，被称为神经氨酸酶（neuraminiolase）或 NA，开始介入，并破坏细胞表面和病毒表面之间的纽带。复制的病毒现在可以以咳嗽或打喷嚏的方式自由地入侵另一名受害者。整个过程只需要几个小时，这些病毒就会离开被破坏的呼吸细胞。那正是流感症状开始的时候。

在复制过程中，流感病毒可能采用两种方式之一发生改变，并且由于这些变化，又产生了新的病毒株。如果构建新

038

1　J. K. Taubenberger, A. H. Reid, and T. G. Fanning, "Capturing a Killer Flu Virus", *Scientific American* 292, no. 1（January 2005）: 62-71.

病毒的指令中存在复制错误，第一种情况就会发生。这些指令被存储在 8 个病毒基因上，由遗传密码构筑而成。当病毒复制时，该代码被读取并被复制数百万次。但复制过程并不理想，因为其间会发生阅读或复制错误。因此，后代病毒中的代码可能与亲代病毒的代码有所不同。遗传指令中的这些差异，导致病毒表面的蛋白质发生了细微的变化。由于人类的免疫系统学会了通过其表面上的蛋白质来识别流感病毒，因此这些细微的变化会导致免疫系统无法识别流感病毒。这就是新病毒的发展方式，以及我们可能多次感染流感的原因。从本质上讲，我们每次都会感染新的病毒。

要了解新病毒可能产生的第二种方式，我们必须明白甲型流感不仅存在于人类身上，也会感染许多不同的物种，比如猪、鸟和马。有时，两种或更多种不同的病毒株会入侵同一肺部细胞。在那里，来自各个病毒株的基因混合在一起并产生了一种杂交病毒，该杂交病毒含有来自双亲的遗传物质。哺乳动物的肺部会感染流感病毒，而鸟类身上的病毒则存在于肠道中。受感染的鸟粪可能含有数十亿的禽流感病毒，每种病毒都可以与其他流感病毒株的遗传物质混合在一起，包括那些感染人类的病毒的遗传物质。如果禽流感病毒和哺乳动物的流感病毒同时入侵一个细胞，它们的基因就会混合在一起，从而产生一种全新的流感病毒。这种新的流感病毒具

有致命的杀伤力。这是 1918 年发生的事情，当时，鸟类对

这场流感大流行的生成、传播起到一定的推波助澜的作用。1997 年在香港也发生过类似事件。一种新的禽流感病毒感染了与鸡有密切接触的人。18 名禽流感确诊患者中有 6 人死亡。只有那些直接接触鸟类的人才会感染这种禽流感病毒，它在人与人之间并不相互传播。但只需要一个小小的突变，病毒即可获得这种能力，从而为新的流感大流行做好准备。

虽然一个流感病毒就可以入侵细胞并繁衍数百万个后代，但实际上只有为数不多的病毒具有繁殖能力。几乎所有发生的遗传变化都会损坏病毒颗粒，致使其丧失繁殖能力。但鉴于感染流感后会产生数百万个病毒颗粒，即使是成功率只有 1% 或 2%，也会导致细胞中产生成千上万的新型流感病毒并感染其他患者。

人类的免疫系统不断进化，已经可以预防和控制病毒、细菌和其他外来病原体可能带来的感染。第一道防线由吞噬细胞（phagocytes）组成，其名称来源于希腊语的意思"吞噬细胞"（devouring cell）。吞噬细胞有点类似交警。它们总是在巡逻、侦察，发现、包围病原体，并将病原体拉入细胞内，把它们消灭掉。吞噬细胞并不专门针对特定的细菌或病毒。相反，吞噬细胞已经被编入人类的遗传密码中，以识别一般的病原体。人类生来就具有这种先天性的免疫力，并且吞噬细胞无须事先接触病原体就能够搜索、识别并破坏它。

　　人类免疫系统的第二道防线是抗原递呈细胞（antigen-presenting cell）。这类细胞以特定的病毒或细菌为攻击对象。它们就像侦探，可以描绘嫌犯的外貌。它们消化病原体并将其一些基本构成要素——例如蛋白质或受体——呈现给另一种被称为辅助 T 细胞（helper T cell）的免疫细胞。然后，这些 T 细胞大量增殖，并根据病原体的特征来确定相应的敌人。与病原体首次相遇之后许多年，T 细胞依然会记住它们的宿敌并采取行动。这就是我们大多数人只患一次水痘的原因。我们与病毒的第一次遭遇就会产生 T 细胞，这些细胞会永远保护我们。

　　人体始终会学着去抵御新的入侵者。疫苗接种就是利用了这一点。通过向我们的免疫系统提供弱化的或无害的病原体，人体能够在感染疾病之前制造抗体。免疫系统不在乎它是正常遭遇到病原体还是病原体通过针头以疫苗的形式进入体内。无论哪种方式，免疫应答都是一样的。这样，下一次在身体遭遇病原体时，它能够更快更有效地对抗感染。如果之前我们的免疫系统未能识别抗原，我们仍可能产生针对抗原的抗体，但过程较缓慢。病情会越来越严重，持续时间也更长。在某些情况下，如果无法对病毒立即发起攻击，可能会对人体产生致命影响。

　　流感会破坏人体精密的防御系统，因为它常常变换形态。流感经常改变其表面的蛋白质，变得让人体难以识别。就像一个善于伪装的罪犯，很容易就消失在人群中。这些变化为病毒提供了隐身衣，使得现有抗体无法识别它们的存在。这就是你可能在某一季节中不止一次患流感的原因：你的身体会产生针对第一种病毒的抗体，却会被它未能识别的第二种病毒感染。这种"抗原漂移"（antigenic clrift）也是每年需要更新流感疫苗的原因。病毒不断地变换外表，就像川剧"变脸"一样。

除了抗原漂移外，流感病毒还会经历更大的变化，即"抗原转变"（antigenic shift），这正是人类患流感大流行的原因。在抗原转变期间，病毒蛋白质呈现一种全新的结构。据说这种病毒很"新颖"。这些新型病毒——通常在动物和人类病毒共享并交换它们的基因时出现——它们就类似于新的罪犯，而不是伪装的老罪犯。所以这种新型病毒更狡猾、更高产，也更致命。由于抗原转变，产生了致命的 1918 年流感病毒，导致了 2009 年猪流感爆发。

通过漂移、转变、共享基因，流感的变形速度超过了人体识别它的速度。在免疫系统开始产生针对一种病毒株抗体的过程中，不同的流感病毒株会产生并演变成致命病毒。流感病毒的发展已经比我们的免疫防御系统领先一步。

1918 年的新病毒让数千万人丧命。关于这次流感流行病的第一份报告来自欧洲。当年 6 月份的一份医疗报告很短，而且大部分内容含糊不清，却对疫情暴发的位置进行了详细地描述：

> 1918 年 5 月 28 日，在西班牙的瓦伦西亚出现了一
> 种性质不确定的疾病[1]。这种疾病的特点是患者发高烧，
> 但是持续时间短，并且伴有类似于流行性感冒的症状。
> 西班牙的其他城市也发现了多例疑似病例。

接下来的一个月，在欧洲战事之外，《纽约时报》报道指
出，一种新的疾病——"西班牙流感"[2]，"在整个德国前线广
泛传播"……这种疾病妨碍了进攻战斗的准备工作。"无一人
具有免疫力。在 1 个月之内，德皇本人也得了这种疾病[3]。就
像训练有素的军队一样，流感似乎有自己的战术战略。但是
这种战术战略极为隐秘。它不止一次袭击了所有的战线。而
第一批深受其害的人是士兵，他们曾经期望能参与一场别开
生面的战斗。"

---

1 "Undetermined Disease—Valencia", *Public Health Reports* 33, no. 26
（1918）: 1087.

2 "Spanish Influenza Is Raging in the German Army", *New York Times*,
June 27, 1918.

3 在一句话的电讯中，该报纸称"德皇和皇后患有轻度西班牙流感"。"Kaiser
Has Influenza", *New York Times*, July 19, 1918.

3

来势汹汹：
1918年的"西班牙流感"

　　劳瑞·迈纳（Loring Miner）博士是美国堪萨斯州的一名乡村医生，他的医学实践完全不同于今天。他居住的地方离最近的医院也很远，在当时难以想象会有现代的医学设备。尽管他所生活的时代存在技术局限，但迈纳博士在1918年的流行病中发挥了至关重要的作用。

　　1918年，迈纳拥有了一间庞大的办公室。他在850平方英里的平坦农田上进行乡村医学实践。这些农田由1720名潜在的患者进行种植和收获。哈斯克尔（Haskell County）是堪萨斯州西南部的一块完整的土地，位于威奇托（Wichita）以西200英里处。1918年1月和2月，农闲时节，迈纳博士发现了数十例严重流感病例，他称之为"未确定性质的病症"。仅在一天内，就有18人患病，并有3人死亡。在像哈斯克尔这样人烟稀少的地方，这种现象是如此引人注目以至于迈

纳博士给卫生官员写了一份报告[1]。这是第一份有关医生警告流感爆发的记录[2]。虽然我们尚不能确定，但哈斯克尔也许是

044 1918 年流感疫情在美国乃至全世界的着地点。

哈斯克尔以东 300 英里，是美国陆军所在的芬斯顿营地（Camp Funston）[3]。来自营地的士兵在流感疫情高峰期看望了位于哈斯克尔的家人，并于 1918 年 2 月底返回基地。3 月 4 日，芬斯顿营地的第一名士兵患上了流感。随着士兵在芬斯顿营地以及其他军营和非军事领域之间自由行动，病毒呈波浪形向外扩散[4]。它首先抵达法国布雷斯特（Brest），美军最大的登陆点[5]，并在该地进行传播。这些事实有力地支持了 1918 年全球流感疫情源于美国中心地带的预测（但这只是一种预测）。

证据表明可能还有另外两个着地点。第一个是在法国。来自伦敦大学的病毒学家约翰·奥斯佛（John Oxford）注意

1　"Influenza. Kansas—Haskell"，*Public Health Reports* 33，no. 14（1918）：502.

2　J. M. Barry，"The Site of Origin of the 1918 Influenza Pandemic and Its Public Health Implications"，*Journal of Translational Medicine* 2，no. 1（2004）：1-4.

3　同上。

4　有关芬斯顿军营流感暴发的整体描述，参见 E. L. Opie et al.，Pneumonia at Camp Funston"，*JAMA* 72，no. 2（1919）：108-113.

5　Barry，"The Site of Origin of the 1918 Influenza Pandemic"；F. M. Burnet and E. Clark，*Influenza: A Survey of the Last 50 Years in the Light of Modern Work on the Virus of Epidemic Influenza*，monograph from the Walter and Eliza Hall Institute for Research in Pathology and Medicine（Melbourne: Macmillan and Company，1942），70-71.

到，1916 年，法国北部埃塔普勒（Etaples）的英国军营暴发了一场流感。两个月后，在英国军队的总部，位于英国奥尔德肖特（Aldershot）的一个军营爆发了几乎同样的流行病，其中四分之一的患者因病死亡。医生注意到这场流行病与法国暴发的流行病有诸多相似之处。两年后，奥斯佛指出，在很短的时间内，有报道称在相隔很远的国家爆发了流感疫情。1918 年 9 月至 11 月[1]，挪威、西班牙、英国、塞内加尔、尼日利亚、南非、中国和印度尼西亚都受到了疫情的影响。当时国际航空旅行还没将世界连接起来，那么病毒是如何得以迅速传播的呢？奥斯佛推理认为，肯定很久之前病毒已"根植"于这些地方，也许是由 1916 年冬季第一次世界大战高峰期间返回欧洲的士兵带回来的。

1918 年流感病毒是源自法国的埃塔普勒营地还是其他地方，比如堪萨斯州？约翰·奥斯佛拿出一组法国士兵与活猪、鸡和鹅接触的照片[2]。他认为罪魁祸首是这些家禽，但这并不能证明它们就是病毒的来源。病毒也有可能来自世界另一侧的中国。

1　J. S. Oxford, "The So-Called Great Spanish Influenza Pandemic of 1918 May Have Originated in France in 1916", *Philosophical Transactions of the Royal Society of London, Series B: Biological Sciences* 356, no. 1416 (2001): 1857-59.

2　同上。奥斯佛专门论述了病毒是否起源于中国的问题。他认为这种可能性虽然不能排除，但"不太可能"（第1859页）。

    1918 年 6 月，《纽约时报》报道称"一种奇怪的类似于流感的流行病正席卷中国的华北地区。[1]"报道称大约有 2 万例新增病例。疫情暴发的时间比欧洲和美国疫情暴发的时间早几个月[2]，但死亡人数相对较少。由于之前接触过类似的病毒，人们似乎有了一定的免疫力。是 1918 年流感的前身已经在中国传播了好几年然后发展成为全球流行性疾病的吗[3]？从中国到法国，肯定有病毒传播的途径。在战争期间，超过 14 万名中国劳工被招募到法国[4]，许多人驻扎在蒙特勒伊（Montreuil）附近，距离英国军队的埃塔普勒营地[5]不足 7 英里。在全球范围内，人类大规模的迁移，对于活跃的病毒来

1　"Queer epidemic sweeps North China", *New York Times*, June 1 1918, 1.

2　Christopher Langford, "Did the 1918–19 Influenza Pandemic Originate in China?", *Population and Development Review* 31, no. 3（2005）: 473-505; K. F. Shortridge, "The 1918 'Spanish' Flu: Pearls from Swine?," *Nature Medicine* 5, no. 4（1999）: 384-85.

3　肖特里奇（Shortridge）提出了这样一种可能性："至少在中国南方，在最早的流行病学证据存在之前约 50 年，人类可能感染了一种类似 H1 的病毒。"

4　Langford, "Did the 1918–19 Influenza Pandemic Originate in China?".

5　肖特里奇援引林恩·麦克唐纳（Lynn MacDonald）的观点，称埃塔普勒附近有中国工人。参见 Lynn MacDonald, *Somme*（London: Macmillan, 1984）, 189-93. 兰福德（Langford）对中国起源理论进行了详尽分析。他的结论是"1918-1919 年，在中国的许多地方发生了流感疫情——尽管当时的健康状况普遍较差，但流感疫情在世界其他地方并没有那么致命。基于这一发现，虽然奥斯佛和其他学者持有不同观点，我们可以认为 1918-1919 年流感病毒起源于中国。"（"The 1918 'Spanish' Flu", 494）肖特里奇对这一理论持肯定态度："我相信流感病毒来源于中国南方，这符合该地区是大流行性流感病毒出现的地区的假设，并且它随着受经济驱动的人口流动而扩散到广东省以外。"（"Did the 1918–19 Influenza Pandemic Originate in China?", 385.）

说是个好消息。

在 1918 年，随着欧洲战争进入第 4 个年头，许多国家对新闻报道进行了审查，特别是那些有关流行性疾病的报道。有关战争的诸多坏消息却没有进一步使焦虑的公民和士兵消沉。整个战争期间，西班牙仍然是一个中立的国家，因此其媒体可以自由报道新的流感疫情。这使人们认为迈纳博士的"性质未确定的疾病"就是从那里传播的。虽然今天的科学家仍然在梳理病毒起源理论，但至少所有人都同意一点：所谓的"西班牙流感"的最早暴发地肯定不是西班牙[1]。

那么，1918 年的病毒从哪里开始的呢？是从哈斯克尔，法国还是中国？知道这一点可能有助于防止将来暴发类似的疾病，但我们仍然没有弄明白病毒究竟是从哪里开始的。每一种理论都有证据支持，但随着 1918 年流感大流行逐渐淡出历史，我们不太可能得出明确的结论。这种变化、这种不确定性、这种神秘感是流感危害人类的特征。

与病毒的起源和传播路径一样重要的是有关病毒破坏性的细节。人们尚未研发出治疗流感的方法或对抗流感的抗生

1　但这一名称已广泛流传。在关于 1918 年流感大流行的优秀历史著作中，阿尔弗雷德·克罗斯比（Alfred Crosby）将此次疫情称为"西班牙流感"的次数至少为 47 次，尽管该书的第二版于 2003 年发行。参见 Crosby, America's Forgotten Pandemic。理查德·科利尔（Richard Collier）1974 年出版的关于此次疫情的著作则更加直截了当，它的标题是 The Plague of the Spanish Lady（London Macmillan, 1974）。

素，而且流感带来的后果极为严重且难以预测。这种病毒是如何传播的？它具备什么能力？我们从血腥的欧洲战场上可以找到这两个问题的答案。

病毒发起了两波攻击[1]。第一波攻击开始于1918年春天，当时有超过11万名美军士兵被调遣到欧洲战线。自英国向德国和奥匈帝国宣战以来，时间已经过去了三年半。战争席卷了整个欧洲。伍德罗·威尔逊总统在1914年宣布美国会严格遵循"中立"政策。但随着德国潜艇瞄准了美国船只，这种局势越来越难以维持。从1917年开始，美国陆军带着大批年轻人穿越大西洋来到大型的狭窄营地。这些营地为流感病毒的传播创造了良好的环境。至1918年夏天，这种拥挤不堪的局面极具致命性。流感已经发生变异，年轻人尤其会有患病的风险。在巨大的病房里，士兵们躺在那里彼此触手可及，隔开他们的只是一张悬挂着的床单。

047　　这就解释了为什么在感染率相同的情况下，入伍士兵的死亡人数远远多于平民。大多数生病的士兵被转移到这些拥挤的病房。在那里，又繁殖出了一种细菌[2]，这种细菌能衍生

1　细节来自 Carol Byerly, *Fever of War: The Influenza Epidemic in the U.S. Army during World War I* (New York: New York University Press, 2005)，以及 Barry, *The Great Influenza*. 有些学者认为是四波或更多。

2　G. D. Shanks et al., "Variable Mortality from the 1918-1919 Influenza Pandemic during Military Training", *Military Medicine* 181, no. 8 (2016): 878-82.

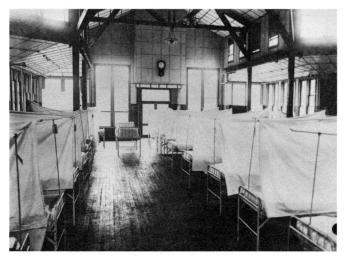

美国第16综合医院红十字会病房，康涅狄格州纽黑文市，1918年

致命的继发性感染。这些病房非但不能让患者恢复健康，反而成了繁衍疾病的大型培养皿。

病毒不只在营房和船上的医务室传播。在欧洲，成千上万的人在家乡、军营、码头和战争前线之间来回穿梭。美国战争部门每月向法国派遣20万人。到了夏天，在欧洲作战的美国士兵就有100多万人。

我们不知道在流感第一波攻击中有多少平民患病之后死亡。当时，对医生报告有关流感的情况，没有做任何要求。已成立的国家或地方卫生部门很少，而那些现存的机构往往管理不善。但是，通过查看军方保存的统计数据，我们可以对当时发生的情况有所了解。从1918年3月开始，堪萨斯州的芬斯顿军营内的流感病例突然增加。在卧床休息并服用阿司匹林后的两三天，大部分士兵病愈。但有 200 人感染了肺炎，其中大约有 60 人死亡[1]。在一个拥有 4.2 万人的庞大军营中，这些数字并不足以引起军医的注意。

欧洲的情况更加糟糕。一名医务人员注意到，他所在的部队流感肆虐，以至于士兵们无法行军[2]。到了春天，美国第 168 步兵团大约 90% 的士兵患有流感。到 1918 年 6 月，流感已扩散到法国和英国部队。返回英国的英国士兵中，患有流感的病例超过了 3.1 万人[3]，比 5 月增加了 6 倍。报道称，在欧洲大陆，20 多万名英国士兵无法参战[4]。病毒继续通过海路进行传播。8 月，英国轮船抵岸后，200 多名船员罹患流感或患流感后恢复。之后，病毒袭击了塞拉利昂的弗里敦。在不到一周的时间里，病毒已经在陆地上蔓延；在 9 月底前，当地约有三分之二的人口已经感染病毒，其中有 3% 的人死亡[5]。在孟买、上海、新西兰有关疫情暴发的报道也开始见于报端。

第一波疫情有些温和。虽然有许多人患病，但疾病只持续了两三天。几乎人人得以康复。像通常，婴幼儿和老年人

---

1 尚克斯（Shanks）提出的数字与巴里在《大流感》中引用的数字以及克罗斯比引用的数字之间存在一些分歧。

2 Byerly, *Fever of War*, 72.

3 Crosby, *America's Forgotten Pandemic*, 26.

4 Barry, *The Great Influenza*, 174.

5 见 Crosby, *America's Forgotten Pandemic*, 38.

感染病毒的风险最大，死亡率远高于一般人群。但是，通过检查死亡记录，流行病学家注意到，青年人和中年人的死亡率呈上升趋势，死于流感的比例较高。

当绘制流感死亡人数与年龄的关系曲线图时，我们最常见的是 U 形图。U 形图中的一臂代表婴幼儿，另一臂则代表老年人。在这两个年龄段之间，死亡人数很少。1918 年早期的流感死亡曲线图形状呈 W 状。两端的死亡率仍然很高，但代表青年人和中年人的曲线也在升高。受影响最严重的人群，年

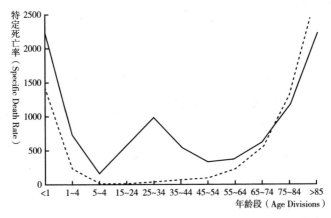

依据年龄段划分的流感和肺炎的特定死亡率，包括 1911-1915 年流感大流行期间（虚线）和 1918 年的流感大流行期间（实线）的死亡率。特定死亡率是指各个年龄段人口中每 10 万人的死亡人数。[1]

1　Institute of Medicine. Stacey L. Knobler, Alison Mack, Adel Mahmoud, and Stanley M. Lemon, eds., *The Threat of Pandemic Influenza: Are We Ready?* Washington, D.C.: National Academies Press, 2005, 74.

龄在 21 岁至 29 岁，通常情况下这群人被认为最不可能死于传染病。这一现象很奇特，也令人震惊。

当欧洲大陆遭遇第一波流感袭击时，流感在美国几乎消失殆尽。随着时间的流逝，在欧洲，感染流感的人数也在减少。到 1918 年 7 月，《英国医学杂志》称流感已不再对人类构成威胁[1]。但在大西洋两岸，最糟糕的情况却即将来临。

———

也许病毒已经变异成一种更致命的形式。也许是秋天拉近了人们之间的距离，所以他们更容易相互感染病毒。无论如何，另一波流感开始了。

有关第二次流感浪潮的最早的报道来自波士顿以西约 30 英里的德文斯（Devens）营地[2]。该营地能够容纳约 3.6 万名士兵，实际驻扎的士兵已超过 4.5 万人。疫情始于 9 月 8 日左右，并迅速蔓延。每天有 90 名患者来到营地医务室就医。之后，这一数字增加至每天 500 名，1000 名。医务室很大，可以接

050

———

1　"流行性感冒的许多并发症和后遗症，让人记忆犹新的情况似乎很少见。这种情况表明，现在根本没有发生流行病或流感大流行。"这位匿名作者对过去的时光充满眷恋。他写道："如果我们都可以回到童年时代，并再次充分认识到——出于害怕的原因——必须先用手帕盖住嘴巴和鼻子才能咳嗽或打喷嚏，那么我们将获益良多，并会在很大程度上阻止流感的传播！但是这一要求过于苛刻。"参见"The Influenza Pandemic"，*British Medical Journal* 2（1918）：39.
2　Barry, *The Great Influenza*, 186.

待多达 1200 名患者。但很快，医务室的空间就明显不足了。最终，它收容了 6000 名流感患者。一张床挨着一张床，一排接着一排。

"我们吃饭、生活、睡觉、做梦都离不开病毒，更不用说每天有 16 小时在吸入病毒。"一位年轻的医疗勤务兵在标有 1918 年 9 月 29 日字样的信中写道[1]。他被分配到一个 150 人的病房，而他的名字，罗伊（Roy），是我们知道关于他的全部材料。流行性感冒（Grippe）——流感的另一个名字——是所有人都可以思考的事。一个超级营房很快变成了太平间，穿着制服的死亡士兵被摆放成两排。专门的列车有计划地将死者运走。连续几天都没有棺材。罗伊写道，堆积起来的尸体"让人感到疾病的凶残"。这位勤务兵目睹了无数人的死亡，他描述了罹难者的遭遇。虽然这次的疾病始于另一流感病例，但这次的感染迅速发展成为"从未见过的最严重的一种肺炎"。营地每天约有 100 人死亡，其中包括"无数的"护士和医生。罗伊写道："这比战后法国的衰败场景更加凄凉。"他目睹过破坏力巨大又混乱的一战，但与疫情的破坏力相比，一战的破坏力显得有些逊色。流感疫情更加糟糕。

---

1 这封信与其他医学论文一起，被发现于底特律的一个箱子中。密歇根大学的流行病学系最终获得了这些资料。参见 N. R. Grist, "Pandemic Influenza 1918", *British Medical Journal* 2, no. 6205（1979）: 1632-33.

密歇根大学医学院的著名医生兼院长维克多·C.沃恩（Victor C. Vaughan）提供了另外一位目击者对德文斯营地大屠杀的描述。在他的回忆录中，他记录了萦绕在脑海的可怕的场景，"我想清除并毁掉这些记忆，但这超出了我的能力。"其中一个回忆录与德文斯营地分院有关。他写道："我看到数百名身穿制服的年轻、强壮的男子按10人或更多人一组来到医院的病房。""他们被安置在婴儿床上，直到每张床都睡满了人，还有其他人挤进去。他们的脸色青紫，痛苦地咳嗽，然后咯出了带血的痰。早上，尸体像薪柴一样堆积在太平间周围。"沃恩为自己无法治疗瘟疫而感到惭愧。他总结道，"这种致命的流感，""证明在破坏人类生命方面，人类的干预毫无作用。"[1]

疫情开始不到一个月后，德文斯营地的流感疫情已经导致1.4万人患病，750人死亡[2]。流感也席卷了其他军事基地。比如，新泽西州的迪克斯营地（Camp Dix）、堪萨斯州的芬斯顿营地（Camp Fuston）、加州和佐治亚州的营地。在纽约的厄普顿营地(Camp Upton)，将近有500名士兵死亡。流感于9月12日由2名服务员传播到爱荷华州的道奇营地（Camp Dodge）。6周后，该营地有1.2万多名男子被感染。医务室

1　Victor C. Vaughan, *Doctor's Memories*（New York: Bobbs-Merrill Company, 1926 ）, 384.

2　Byerly, *Fever of War*, 75-76.

一度容纳了8000多名患者，是其最大容量的4倍[1]。

每个营地暴发的疫情都遵循一种模式。首先，只有少数人患病，这些患者与常规流感季的患者没有区别。接下来的几天内，病例呈指数级增长，会有数百人感染，有时甚至数千人。在3周内，医务室人满为患，死亡人数在增加。5-6周后，瘟疫就像它到达时一样神秘地消失了。一些患者患有肺炎，但没有新增病例，生活慢慢恢复正常[2]。

由于军方的需要而保存下来的记录，让人们对军营暴发的流感有了更多的了解。但第二波流感不但袭击了军营，也导致美国各城镇数万人殒命。这一波流感的综合杀伤力更具挑战性。当这波流感在1919年春末消退时，美国平民和服务人员的死亡人数达到了67.5万人[3]。巨大的死亡人数令人震惊，疾病的传播速度令人无法想象。几乎每个城镇都受到了疾病的冲击。

———

1918年，费城的人口超过170万。就像20世纪初大多数正在发展中的城市一样，费城居民大多居住在狭窄的公寓里。

———

1　Byerly, *Fever of War*, 84.

2　同上，76.

3　N. P. Johnson and J. Mueller, "Updating the Accounts: Global Mortality of the 1918-1920 'Spanish' Influenza Pandemic", *Bulletin of the History of Medicine* 76 (2002) : 105-15.

他们特别容易感染流感，因为费城的大多数医生和护士都在国外，往往都受过伤并且厌战。随着流感来袭，留在城镇的少数医疗专业人员因为劳累而身体瘦弱。他们没有为即将发生的事做好准备。

流感可能于 1918 年 9 月中旬传播至费城，当时报纸报道称病毒正从军营向平民社区迈进[1]。有传言说是德国装载细菌的潜艇导致了疫情的暴发[2]。事实并非如此，罪魁祸首很可能是费城海军造船厂。

该船厂有 4.5 万名船员并发展成为美国最大的海军基地。1918 年 9 月 7 日，该基地接待了 300 名从波士顿换乘的水手。很可能其中一些人身上潜伏有流感病毒。2 周后，900 多名船员生病了。基地官员在讲话稿中写道：没有什么可担心的。流感只不过是以新名字[3]伪装的平常的季节性细菌。

但这种病毒即将在很大程度上向平民发起攻击。在病毒传播方面，战争债券也在一定程度上起到推波助澜的作用。在 1918 年 4 月，纽约市举行了一场巨大的自由债券大游行。电影明星道格拉斯·费尔班克斯（Douglas Fairbanks）向肩并肩的游行群众发表讲话。凭借出众的外表和迷人的个性，他

1　信息来自 Barry, *The Great Influenza*，200-227.

2　引自 Gina Kolata, *Flu: The Story of the Great Influenza Pandemic of 1918 and the Search for the Virus That Caused It*（New York: Touchstone, 2005），3.

3　同上。

号召群众购买债券以支持战争。5 个月后，费城也加快了敦促群众购买债券的步伐。《费城问询报》（*Philadelphia Inquirer*）的一篇文章称[1]，该市计划在 9 月 28 日星期六为第 4 次自由贷款运动的发起举行盛会。预计会有 3000 名战士参加，"如果需要的话，还会有女性士兵参与该活动"。数百名工人和司仪将与他们一起参加这个活动，他们会让群众一起唱歌。所有这一切都是在流感疫情肆虐期间进行的。有人担心如此大规模的聚会会促进流感的蔓延，但这种担忧被人们的爱国热情所淹没了。

战争债券游行活动本质上是流感的行进乐队。当大量的群众沿街观看并不断欢呼时，海军军人们也来到了百老汇街。

"这是一场令人印象深刻的盛会，"[2]《问询报》称，估计有 10 多万人聚集在街道上。随着人们伸展脖子以便看得更清楚，他们也顺带把流感病毒传染给了别人。自由债券大游行活动实际上释放了这种病毒。

辉煌的游行刚刚过去两天，每天就有 100 多人死于流感。在短期内，这些数字增长了 6 倍。卫生官员每天都宣布疾病已经过去了，不料下一次又发布了更严峻的统计数据。

---

1 "Big Pageant to Launch Philadelphia's Fourth Loan Drive", *Philadelphia Inquirer*, September 28, 1918, 3.

2 "Representatives of a Great Nation Embattled Take Part in Tremendously Impressive Pageant", *Philadelphia Inquirer*, September 29, 1918, 15.

费城公共卫生部部长威廉·克鲁森博士（Dr.William Krusen）下令关闭学校、教堂和剧院。如果他禁止自由债券游行，情况也许就不会变得那么糟糕。各处张贴的布告提醒大家不要在街上随地吐痰。但这并没有起多大作用。仅在一天的时间内，就有 60 名随地吐痰的人被逮捕。

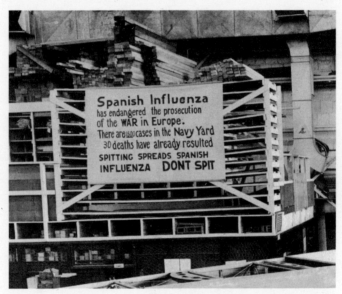

海军档案馆

由于生病人数过多，法院和市政办公室关闭，其他基础服务机构因为没有了员工在苦苦支撑。警察和消防部门因人员减少而难以正常运转。由于严重缺少员工，宾夕法尼亚州贝尔电话公司（Bell Telephone Company）宣布只能处理那些"疫情或战争所需"[1]的服务电话。由于正规医院超负荷运行，费城还创办了一所急诊医院。一天之内，500张床位都住满了病人。克鲁森呼吁人们保持冷静，并告诉公众不要因夸大的报道而感到恐慌，但费城正遭受瘟疫的蹂躏，又有谁能做到处乱不惊呢？

费城唯一的公共太平间只能容纳36具尸体。但这所太平间很快就堆了数百具尸体，大多数尸体只覆盖着血迹斑斑的床单。每弄到一副棺材，就有十具尸体在等候着。死尸散发的恶臭无处不在。当地的木工放弃了正常的生意，开始专职做棺材。一些殡仪馆的收费标准增加了600%以上[2]，导致该市将增长上限设置为"只有"20%。

在10月中旬，费城的死亡人数达到了顶峰，然后，瘟疫几乎与它来临时一样突然消退了。当然，流感仍然存在，但因流感死亡的人数回落至以往的水平。这个城市慢慢恢复了以前健康的模样。

费城发生的疫情在美国和世界各地重演。在旧金山，流感在10月也达到顶峰。当月有1000多人死亡[3]，几乎是平常死亡人数的两倍。流感向阿拉斯加的朱诺（Juneau）传播。该

055

1　Crosby, *America's Forgotten Pandemic*, 75.

2　同上，83.

3　同上，99.

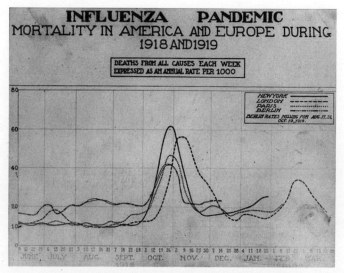

1918-1919 年纽约、伦敦、巴黎和柏林的流感死亡率曲线[1]

市试图通过强制检疫来阻止疫情蔓延[2]。州长下令所有下船乘客必须接受码头医生的检查。任何出现流感症状的人都不许进入朱诺。然而，这些措施并没有阻止那些携带病毒但尚未出现流感症状且看起来依然健康的人进入。几天后，这些病毒携带者离开西雅图并停靠在朱诺码头，他们仍处在流感的潜伏期内。当他们抵达码头时，由等待的医生对其进行简要的体检。如果医生发现他们没有流感的征兆，就允许其进入

1 来自美国国家健康医学博物馆，华盛顿特区武装部队病理学研究所。
2 Crosby, *America's Forgotten Pandemic*, 239-57.

朱诺。这是病毒潜入的最可能的方式。病毒从朱诺传播到诺姆（Nome）和巴罗（Barrow）以及居住在数十个偏远村庄的美洲原住民。与其他地方相比，流感在部落内的破坏性更强。这些部落与其他人群处于自然分离状态，因此缺乏流感抗体。在 1918 年流感暴发期间，位于阿拉斯加西部，拥有 300 名人口的小镇威尔士（Wales），有一半人丧生。在布雷维格（Brevig Mission）的小型聚居地，居民有 80 人，但只有 8 人幸免于难。

从长远来看，北极圈附近发生的这些恐怖事件有助于人们在不久的将来对抗这种病毒。死者被埋在寒冷的土地中。这个永冻层安息地，掩埋并保存了死尸，使得 80 年后的科学家们能够提取 1918 年病毒的样本，并首次确定其遗传密码。但在当时，这些尸体还在等待，冻结在泥土与时光中。

056

───────

美国此时正在打两场战争。第一场战争是针对德国及其军事盟友。第二场战争是针对流感病毒及其细菌盟友。用一位历史学家的话说，这是一场针对细菌和德国人的斗争[1]。

随着盟军在西部战线上发动了大规模进攻，流感袭击了运送部队到欧洲战壕的船只。在法国东北部的阿贡森林战役

────────

1 Byerly, *Fever of War*, 97.

（the Battle of Argonne Forest）中，流感夺去了许多美国远征军士兵的生命。正如大战几乎笼罩着欧洲每个国家一样，流感在整个欧洲大陆肆虐。在一个拥有 1000 名新兵的法军基地中，有 688 人住院治疗，49 人死亡[1]。巴黎关闭了学校，但剧院和餐馆却没有停业。尽管有 4000 名巴黎人死亡[2]，咖啡馆仍在开放。流感越过了战壕线。德军也深受其害。"每天早上都必须听取工作人员报告流感病例的数量，以及他们对如果英国人再次发起袭击，德军存在什么劣势的抱怨。这是一件使人痛苦的事情。"[3]当时，一名德国指挥官写道。

在英国，这是一种"保持冷静并继续生活下去"的方式。我在伦敦出生并在伦敦长大，即使现在大部分时间我居住在英国以外的地方，我也知道要面对逆境咬紧牙关，这是我童年时就明白的道理。当祖母回忆起 1940 年德国空袭伦敦期间从伦敦撤离的场面时，我曾在她的脸上看到过这样的镇定、沉着。我认识到这是对上一代西班牙流感的反应。"保持冷静并坚持下去"不仅是公共行为的一种指示，也是英国文化基因的一个重要组成部分。

起初，报纸几乎很少谈及这种流行病，如果一定要谈，报纸会把这些报道埋在内页。英国政府和富有同情心的媒体

1　Barry，*The Great Influenza*，173.

2　同上，362.

3　Cited in Byerly，*Fever of War*，73.

默认限制任何有关流感的讨论[1]，目的是避免削弱公众士气。因为世界大战已经进入第4个年头，人们已经厌倦了战争。对事实进行如实报道和维持士气之间的紧张关系，在J·麦克奥斯卡（J. McOscar）博士写的一封信中有所体现[2]。这封信隐藏在《英国医学杂志》的最后部分。

"无论男人、女人，还是孩子都有亲人离世的惨痛经历，我们现在经历的黑暗日子还不够多吗？"他写道，"如果在发布此类报告时能够更谨慎一点，而不是尽可能多地收集让人沮丧的消息来扰乱我们的生活，这样岂不会更好？一些编辑和记者似乎应该休假。他们去休假越早，对公共道德也就越好"[原文如此]。

具有讽刺意味的是，刊发这封信的刊物在同一期的头版刊登了一份长达5页的有关流感的详细报道。该报道强调了大流行性疾病的破坏性。报道指出，英国和法国军队暴发了灾难性的流行病[3]。该流行病横扫了整个军队，致使军队丧失了战斗力。

英国的首席医疗官似乎也不愿意打扰任何人的生活。他

1　Mark Honigsbaum, "Regulating the 1918-19 Pandemic: Flu, Stoicism and the Northcliffe Press", *Medical History* 57, no. 2（2013）: 165-85.

2　J. McOscar, "Influenza in the Lay Press", *British Medical Journal* 2, no. 3019（1918）: 534.

3　Influenza Committee of the Advisory Board to the D.G.M.S. France, "The Influenza Epidemic in the British Armies in France, 1918", *British Medical Journal* 2, no. 3019（1918）: 505-9.

的建议很有限[1]：戴上小口罩，吃得好点，喝半瓶低度葡萄酒。英国皇家医学院（The Royal College of Physicians）采取了类似的方法，并宣布该病毒不再像往常那样具有致命性。在这一连串的事件中，英国人似乎无动于衷。1918 年 12 月，随着大流行性疾病的结束，《伦敦时报》评论说，"自黑死病以来，没有哪场瘟疫像这场瘟疫这样席卷了全世界。也许，从来没有哪场瘟疫比这场瘟疫影响的人更多。"[2]

058 那年早些时候，《泰晤士报》的医学记者夸大其词地描述了这样一个民族，他们"高兴地期待"[3]着流行疾病的到来。历史学家马克·霍尼斯鲍姆（Mark Honigsbaum）认为，英国政府故意鼓励这种坚忍主义，努力培养国人蔑视德国敌军，同样蔑视暴发的流感。

无论英国人对这一大流行性疾病持何态度，在这场流行病中伤亡的人数都是巨大的。当流行病消退时，超过四分之一的人被感染，有超过 22.5 万人死亡[4]。在印度（当时属于英

1　Juliet Nicolson, *The Great Silence, 1918-1920: Living in the Shadow of the Great War* (London: Grove Press, 2010), 93.

2　Anon., "6, 000 Deaths. Influenza World Toll", *Times* (London), December 18, 1918, 5.

3　Anon., "The Spanish Influenza. A Sufferer's Symptoms", *Times* (London), June 25, 1918, 9.

4　Ben Johnson, "The Spanish Flu Epidemic of 1918", Historic UK. Accessed April 25, 2018.https://www.historic-uk.com/HistoryUK/HistoryofBritain/The-Spanish-Flu-pandemic-of-1918/.

国领土），流感更具有致命性，死亡率高于英国 10 个百分点，印度军队的死亡人数是英国军队的 2 倍，一共有大约 2000 万印度人因流感大流行而死亡[1]。

接下来是澳大利亚、新西兰、西班牙、日本以及整个非洲国家。所有人都遭受了苦难，全世界共有 5000 万至 1 亿人因流感而死亡，人们对近乎世界末日的猜测感到无比的恐惧。在大规模死亡之后，当公众关心"这场流行病是如何形成的？"和"多少人受害？"时，科学家们不禁要问："为什么？"

是病毒本身，还是其他什么原因导致流感具有如此大的杀伤力？我们已经找到了致使这么多人死亡的 4 种不同的解释。每种解释都有一些证据支持，但没有一种解释是完全令人信服的。

第一种解释是[2]，病毒表面有一种蛋白质可以阻止干扰素的产生。该干扰素向我们的免疫系统发出信号，表明我们的防御系统已被渗透。将氧气转移到血液中的健康肺细胞，被病毒劫持，并在病毒复制过程中遭到破坏。一旦这些健康的肺细胞死亡，它们就会被无法输送氧气的暗淡的纤维状细胞所取代，就像在切割口部位形成的疤痕一样，看起来与周围健康的皮肤不一样。几个小时内，南卡罗来纳州的一位名叫罗斯科·沃恩（Roscoe Vaughan）的美国陆军士兵被尸检。尸

---

1 Barry, *The Great Influenza*, 364.
2 Taubenberger, Reid, and Fanning, "Capturing a Killer Flu Virus".

检表明他的肺部有这种类型的肺炎。干扰素的破坏有可能使1918 年的病毒引发致命的病毒性肺炎。

第二种解释是，如果 1918 年的病毒本身不能致人死亡，那么继发性细菌性肺炎可能会杀死人。大流行性疾病患者的身体变得虚弱，他们的肺部已经被破坏，会感染链球菌（streptococcus）和葡萄球菌（staphylococcus）等。在抗生素尚未研发出来的年代，这种情况是致命的。我们现在认为，1918 年大流行中的大多数患者是由这些继发感染导致死亡的，而不是流感病毒本身。南卡罗来纳州士兵的肺提供了这种感染的证据。他死于病毒的连续攻击，以及伴随着身体防御体系崩溃而至的细菌感染。

对 1918 年流感杀伤力的第三个解释是，流感病毒引发了过度的免疫反应，这种反应开启了对身体的自抗。假设你割伤了手指，细菌入侵并感染伤口。由于血液流量增加，你的手指会肿胀、发红、变热，从而提供更多白细胞来对抗细菌。其他类型的细胞因子信号蛋白会对这种对抗感染的痛苦但必要的过程进行调节。一旦克服了这种感染，细胞就会停止生产细胞因子，并且免疫系统会恢复以往的警惕状态。

许多 1918 年的流感患者没有恢复正常。他们的肺被"细胞因子风暴"（cytokine storm）[1]——过量生产的信号蛋白所击

1　D. M. Morens and A. S. Fauci, "The 1918 Influenza Pandemic: Insights for the 21st Century", *Journal of Infectious Disease* 2007, no. 195（2007）: 1019-28.

中。在细胞因子的繁荣期，它们开始入侵并摧毁健康的细胞。当细胞因子风暴来袭时，免疫反应就会失控。细胞因子风暴激活了更多的免疫细胞，免疫细胞释放出更多的细胞因子，细胞因子又激活更多的免疫细胞，这种循环周而复始。大量的液体从饱受战争蹂躏的人们的肺部涌出。肺部的健康气囊结痂。呼吸变得越来越难。

目前还不清楚为什么这场风暴发生在一些患者身上而其他患者却没有，或为什么在 20~40 岁的人群中更为常见。传染病专家称这是本次大流行最大的未解之谜[1]。如果我们能够解开这个未解之谜，或许能够保护自己不受另一种致命的流感瘟疫的伤害。

第四个解释指向了与流感传播有关的环境。它由一种源于鸟类的新型病毒引起。在对人类构成威胁之前，病毒先在另一个宿主（可能是猪或马）身上寄宿一段时间。当人们同时生活在一起——住在公寓或军营里——并且异常流动的时候，病毒开始对人类的健康构成威胁。因为大战使受感染的士兵们不断转战于欧洲及其他地区。工薪阶层家庭共用床铺。士兵们并排睡在婴儿床上，并且乘坐统舱船环游世界。如果没有人类这些行为，流感病毒无论多么致命，都不会如此迅

060

---

1   D. M. Morens and A. S. Fauci, "The 1918 Influenza Pandemic: Insights for the 21st Century", *Journal of Infectious Disease* 2007，no. 195（2007）：1019-28.

速地传播。

今天，流感致死率不到 0.1%。几乎每一名患者都可以康复。在 1918 年流感大流行中，大多数患者也都康复了，但死亡率却比以往高出 25 倍[1]。在美国许多人死于 1918 年的大流行性疾病，当时人们的平均寿命从原来的 51 岁降至 39 岁[2]。

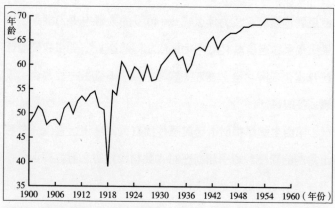

1900–1960 年美国人均寿命的变化，显示了 1918 年流感大流行的影响[3]

---

1   C. J. Murray et al., "Estimation of Potential Global Pandemic Influenza Mortality on the Basis of Vital Registry Data from the 1918-20 Pandemic: A Quantitative Analysis," *Lancet* 368, no. 9554（2006）: 2211-18.

2   D. W. Smith and B. S. Bradshaw, "Variation in Life Expectancy during the Twentieth Century in the United States," *Demography* 43, no. 4（2006）: 647-57. 平均寿命连续 12 年下降的事实与当时的阿片类药物流行形成对照，阿片类药物流行还导致了平均预期寿命下降，下降幅度是每年 10%。参见 K. D. Kochanek et al., "Mortality in the United States, 2016," *NCHS Data Brief*, no. 293（2017）: 1-8.

3   Institute of Medicine, *The Threat of Pandemic Influenza*.

1918 年 12 月，在疫情中期，1000 名公共卫生官员聚集在 芝加哥讨论疫情。在三个月内，瘟疫夺走了 40 万人的生命。有人已经预言，第二年会暴发会更加致命的流感疫情。

与会者之一的乔治·普莱斯博士（Dr.Georg Price）在他的报告中描述了当时的现状。读起来令人恐惧[1]。

首先，医生承认他们不知道流行病的原因。"我们不妨承认是病毒并称之为'x'病毒，普莱斯写道，"因为病毒缺乏一个更好的名字。"医生们在患者的分泌物中发现了几种不同的微生物，但这几种微生物是致病元凶还是受疾病磨的身体自身出现的"机会致病性劫持者"（opportunistic hijackers）？（事实证明是后者）

与会者就一些事情达成了一致意见。传播疾病的任何病毒均能在喉咙、鼻子和嘴巴的飞溅物和黏液中被发现。借助飞沫，病毒可以通过打喷嚏、咳嗽以及从手到嘴的接触进行传播。因此，一位医生建议减少病毒传播的唯一方法是让"每个病人都穿着潜水员的服装"[2]。

医生们也一致认为，如果患者从流感中康复，他就会出现一定程度的免疫力。许多 40 多岁的人都幸免于难。当时的理论和现在的一样，认为那些在 1898 年经历过严重流感的人，

---

1 G. M. Price, "Influenza——Destroyer and Teacher", *Survey* 41, no. 12（1918）: 367-69.

2 同上，367.

已经具备了针对 1918 年流感的免疫力。

但是如何控制疾病呢？由于与会者普遍没有信心，会上展开了激烈的讨论。尽管采取了预防措施，但流感已经蔓延，然后它突然意外地消失了。当时大量群众佩戴着面罩，但这并不能保证大家一定能够得到保护。许多卫生官员认为它们提供了一种虚假的安全感。这也许是事实，但无论如何，采取安全措施，仍然有一定的用途。芝加哥的卫生专员[1]明确表示了这一点。"这是我们的责任，"他说，"让人们免于恐惧。忧虑比流行病更具有杀伤力。就我个人而言，如果人们想要在金表链上装个兔子脚，并觉得这样能帮助他们摆脱恐惧的生理行为的话，我愿意帮他们实现。"

官员试图收集患者和死者的数据，但许多州没有被要求报告病例。疾病前线的医生们过于忙碌，以至于无法填写必要的文件。很多患者在接受治疗之前就已经死亡。因此几乎无法估计死亡人数，或被感染之后康复的人数。人们还没来得及计算患者的人数，病毒已夺走了患者的生命。没有任何机制可以用实际的数字来描述怪异的瘟疫。

在 17 世纪瘟疫期间，伦敦许多受疾病折磨的家庭在他们的前门上画了一个大十字架，上面写着"主啊，请保佑这家人"。这个十字架警告着人们，室内潜伏有疾病和死

---

1 G. M. Price，"Influenza——Destroyer and Teacher"，*Survey* 41, no. 12（1918），368.

亡风险。类似的事情也发生在1918年，但是以更加规范的方式——把"危险告示"张贴在门前。"危险告示"警告健康人远离此地，在许多社区，几乎每家的门上都做过此类标记。

在公共卫生方面人们还做过一些努力，通过关闭学校、剧院、商店，以减少公共场所的拥挤和混乱。这是一种迫使人们在休闲时间睡觉、储存能量并避免感染的方法。但目前尚不清楚这些封闭措施是否奏效。底特律关闭了少量的公共场所，只有相对小面积的地区遭受了流感袭击。而费城制定了更严厉的封闭政策，却并未有效地阻止这场灾难发生。纽约卫生局局长罗耶·科普兰（Royal Copeland）改变了公共汽车和地铁的时间表，以阻止乘车时人员过度拥挤。他在城市周围安装了大型标志，提醒公众不要吐痰。但他没有关闭学校和剧院。他认为，与其让学生住在拥挤的廉租公寓，还不如待在学校里，在学校他们可以学习如何保持健康[1]。

普莱斯博士对1918年芝加哥会议的描述以号召人们采取行动而结束。尽管存在很大的不确定性和绝望情绪，但他坚持认为，结束流感疫情的最佳方法是借助于公共卫生政策。需要更好地协调各个卫生机构，这些机构应该像军队一样置

1　Natalie S. Robins, *Copeland's Cure: Homeopathy and the War between Conventional and Alternative Medicine*, 1st ed.（New York: Knopf, 2005）, 151.

于统一指挥之下。为了击败敌人，私人和社区机构需与各级市、州和联邦共同努力。普莱斯知道他是异想天开，而病毒无所谓。流感的诸多症状中，有一种症状比发烧或呼吸短促更致命。这是一种无用的感觉，这种感觉对密歇根大学医学院院长维克多·C.沃恩产生了终身影响。在目睹了这么多人的死亡之后，沃恩决心"再也不要鼓吹医学院取得了巨大成就，要虚心承认在这种情况下我们的无知"。[1]

————

关于1918年流感大流行的历史读起来令人沮丧。这就像看一部恐怖电影一样。你知道凶手是谁，但你无法进入电影中的场景去拯救受害者。但是，在大流行性疾病期间和随后的几年中，出现了源源不断的医学发现，这使我们首次能够对流感进行还击。

一些医疗专业人员非常渴望查明导致流感的原因，他们将自己的生命置之度外。1918年和1919年之间的那个冬天，在流感疫情高峰期，约有3000万日本人患病，其中超过17万人死亡。尽管如此，一位名叫T.山之内（T. Yamanouchi）[2]的教授设法找到了52名主动充当人体实验对象的医生和护士。

————

1　引自Price, "Influenza——Destroyer and Teacher", 367.

2　T. Yamanouchi, K. Sakakami, and S. Iwashima, "The Infecting Agent in Influenza: An Experimental Research", *Lancet* 193, no. 4997（1919）: 971.

T. 山之内教授从流感患者身上取下"痰液",放入实验对象的鼻子和喉咙中。有些人直接接触了这种被污染的液体,还有些人在通过非常细密、可以过滤掉所有细菌的过滤器过滤后才接触它。这两群人很快就出现了流感的迹象。于是,日本研究人员据此断言已知的细菌不可能是造成流感的原因。此外,他们得出的结论是,这种疾病可以通过进入患者的鼻子或喉咙来传播,这是我们现在认为理所当然但当时几乎没有人认识到的流感特征。

一直有研究人员愿意把自己当作实验对象。澳大利亚医生巴里·马歇尔(Barry Marshall)就是一个例子。他与合作者共同发现了导致胃溃疡的细菌,被授予诺贝尔奖。为了证明这一点,马歇尔本人喝下了含有细菌的污泥,然后看看会发生什么。结果他患了胃溃疡。但是1918年的这些日本志愿者的勇气更加引人瞩目。他们周围的流行病正在以前所未有的数量夺去患者的生命,并且没有已知的原因或治愈方法。然而,52名医生和护士同意接种从那些感染者身上提取的材料。他们准备做出最后的牺牲。他们的勇敢和无私令人难以置信。

日本人的发现很快就被复制了。1920年,两名美国研究人员研发出一种小型过滤器,可以滤除流感患者洗鼻液中的所有已知细菌。然而,当把剩余的物质注射到活兔体内时[1],

---

1 P. Olitsky and F. Gates, "Experimental Study of the Nasopharyngeal Secretions from Influenza Patients", *JAMA* 74, no. 22(1920): 1497-99.

仍然能够在活兔身上引起类似流感的症状。他们得出结论：细菌不是流感的成因。不久，有报道称[1]其他疾病是由于洗鼻液剂量太小而无法被过滤器过滤掉的细菌引起的。流感大流行的原因仍然是一个谜，但我们已经排除了细菌的嫌疑[2]。

065

那么，通过那些细菌过滤器人们得到了什么？当然是流感病毒。1933 年，伦敦北部一个实验室（离我长大的地方只有几英里）的两位英国科学家证实，从患者喉咙里提取并过滤掉所有细菌的样本可以让雪貂感染病毒。（事实证明，雪貂是为数不多的感染流感的哺乳动物之一。雪貂比猪更容易感染流感病毒。）这一研究是建立在日本人的实验结果基础上的，英国科学家得出的结论[3]是"人类流行性流感主要是受到病毒的感染"。在同一个十年内，人类取得的另一个重大进步是发现了可以培养流感病毒[4]。流感病毒被注入正在发育的鸡胚胎的羊水中，不料对于相当挑剔的病毒来说这竟是一种理想的生长媒介。这是一项惊人的重要发现。如果你能够

1　Taubenberger, Hultin, and Morens, "Discovery and Characterization of the 1918 Pandemic Influenza Virus in Historical Context"。其中包括许多动物疾病：牛口蹄疫、牛肺炎、兔黏液瘤病和非洲马瘟症。

2　M. C. Winternitz, I. M. Wason, and F. P. Mc-Namara, *The Pathology of Influenza*（New Haven, CT: Yale University Press, 1920）, 55.

3　W. Smith, C. H. Andrewes, and P. P. Laidlaw, "A Virus Obtained from Influenza Patients", *Lancet 2*, no. 5723 (1933): 66 - 68. 在这个阶段，病毒的存在只是一种假设。它实际上意味着一种微小的感染性颗粒，能够通过可滤出细菌的过滤器。

4　Hughes, *The Virus*, 93.

种植病毒，你也就可以收集病毒、杀死病毒或将其注入健康人群的体内，然后就得到了疫苗。

最后，在 1939 年，病毒学史上出现了分水岭。新发明的电子显微镜拍摄了一张病毒图片。在历史上，我们第一次看到了罪魁祸首的样子。到 20 世纪 40 年代，科学家已经分离出两株流感病毒（A 株和 B 株）并开始检测疫苗。其中一位科学家是乔纳斯·索尔克（Jonas Salk），他后来研发出脊髓灰质炎疫苗。在克里克和沃森于 1953 年发现 DNA 之后不久，人们就确定了病毒的各种构建块。之后，病毒学领域开始研发识别病毒的工具和技术，并根据遗传成分对其进行分类。

医学是诊断和治疗疾病的艺术，也是防止历史重演的艺术。我们从 1918 年的流行病中学到了足够的知识吗？已知的经验教训可以预防另一场灾难发生吗？我们现在知道遇到了什么病毒，但我们能否更好地对抗这种病毒？几十年后，当下一次大流行性疾病抵达中国香港时，世界再次受到疾病的考验。

4

"我会死吗？"：
第二轮，第三轮，第四轮……

成千上万的病人排起了长队，在诊所外等待治疗。妇女背着目光呆滞的孩子，转而她们又携带了病毒。官员称之为"多年来暴发的最严重的疫情。"这是 1957 年 4 月，也就是 1918 年流感发生近 40 年后，250 万香港人中至少有 10% 的人患病。患者排起了长队，聚集在过度拥挤的街区[1]，一眼看不到尽头。

尽管这次暴发的流感是由不同的流感病毒引起的[2]，但自 1918 年以来，世界处在全球第一次流感大流行的边缘。这次暴发的流感被标记为 H2N2，含有人和禽流感病毒的基因。禽类基因可能来自鸭子。这是一个抗原转变的教科书范本，它

1　"Hong Kong Battling Influenza Epidemic", *New York Times*, April 17, 1957, 3.

2　E. D. Kilbourne, "Influenza Pandemics of the 20th Century", *Emerging Infectious Diseases* 12, no. 1（2006）: 9–14.

产生了一种我们免疫系统无法识别的新病毒。结果可能极具灾难性，但病毒似乎反复无常。一如它不可预测的本性，流感对人们产生了不同的影响。在死亡患者以及症状轻微且康复的患者身上均发现了相同的样本。

这场流感在秋季入侵了英国，使流感死亡率达到以往的3倍。这场流感夺去了大约6.8万美国人和全球约200万人的生命。然而，与1918年的大流行不同的是，这次流感并没有击倒那些健康的人。相反，它似乎针对那些一直有患病风险的人，比如那些患有慢性心脏病或肺病的人。在美国，它也迅速传播给学龄儿童，超过60％的学龄儿童患有临床疾病[1]。

通过20世纪的战争和20世纪的技术飞跃，以及20世纪的流感大流行，我们可以了解20世纪的故事。与所有记录的流感病史一样，流感暴发的时间不规律，但进程却极为相似：源点发病、传播快速、患病和死亡，以及关于如何应对流感的激烈的公众讨论。从艾森豪威尔时代到杰拉尔德·福特中期，再到奥巴马时代，我们反击流感的能力越来越强，但反击措施并非一直都很完善，而且总是有些令人担忧。

---

1 D. A. Henderson et al., "Public Health and Medical Responses to the 1957-58 Influenza Pandemic", *Biosecurity and Bioterrorism* 7, no. 3 (2009): 265-73.

从医学上讲，1957年流感与1918年流感截然不同。医生们用两种新武器来对抗这种流行病。第一种武器是抗生素，现在可用于对抗任何继发性细菌感染。它的出现改变了一切。致命的皮肤感染很轻松就能治愈。风湿性心脏病，一种可怕的链球菌性咽喉炎并发症，也成为历史。最重要的也许是，现在可以治愈细菌性肺炎。在前抗生素时代，肺炎被称为"老年人的朋友"，因为肺炎能导致人快速无痛地死去且死得很幸福。随着细菌在肺内繁殖，维持生命的氧气无法进入肺内，患者呼吸变得越来越困难。人们无计可施。患者会渐渐陷于昏迷状态并很快死去。这些致命的细菌性肺炎通常伴有流感感染，特别是在老年患者身上表现明显。现在终于有了可以挽救数千人生命的抗生素。1957年流感暴发时，抗生素为人类做出了重大贡献。如果没有了抗生素，死亡人数会更多。

第二种新武器并不能治愈那些患病的人，而是能帮助那些健康的人预防疾病。有史以来，第一次有疫苗可以保护那些尚未受到病毒感染的人。美国病毒学家莫里斯·希勒曼（Maurice Hilleman）从《纽约时报》的一篇文章中首次了解到1957年暴发的疫情，这使他在生产H2N2疫苗方面抢占了先机。他与制药企业合作，并在1957年夏季耗费了大量的时间研发可以预防亚洲流感的疫苗。采用大量培育流感病毒的方法来生产疫苗具有一定的挑战性。由于未知的原因，病毒对其生长的附着物非常挑剔。经过长期的反复试验，人们发现流感生长的唯一媒介物是受精鸡蛋。于是，希勒曼开始着手工作[1]，并要求农民饲养大量的鸡以获取数百万只鸡蛋。在他的带领下，到1957年底，大约4000万剂疫苗问世了。他后来回忆说："这是我们唯一一次用疫苗来防治流行病。"[2]

在接下来的10年中，H2N2流感继续传播，但暴发的规模不大。最终它消失了，不料却被一种新型禽流感病毒所取代。后者在1968年引发了20世纪的第三次大流行性疾病。它起源于香港，和1918年的流感一样，战争加速了疾病的传播速度。

"香港流感"（"Hong Kong influenza"）是1957年亚洲流感的后代。在巨大的开放市场上人们贩卖、宰杀鸡鸭，禽流感和人类流感病毒得以再次混合并交换基因，所以香港仍然是流感的着地点。流感迅速蔓延到东南亚[3]。1968年8月，从

1　Lawrence Altman，"Maurice Hilleman, Master in Creating Vaccines, Dies at 85"，*New York Times*，April 12，2005.

2　"1957 Asian Flu Pandemic"，对莫里斯·希勒曼（Maurice Hilleman）的视频采访，The History of Vaccines。2018年4月25日登录。https://www.historyofvaccines.org/content/1957-asian-flu-pandemic.

3　W. C. Cockburn et al.，"Origin and progress of the 1968-69 Hong Kong influenza epidemic"，*Bulletin of the World Health Organization* 41（1969）：343-48.

越南回国的士兵将病毒带入美国。据报道，同年 9 月流感迅速蔓延到澳大利亚和英国，12 月蔓延到加拿大，次年 1 月则蔓延到法国。

这种新型流感病毒用不同的蛋白质即 H3 蛋白质取代了表面的 H2 蛋白质，但病毒的其余部分几乎没有变化。由于这些相似之处，对抗亚洲 H2N2 流感的旧疫苗提供了一些抵御"香港流感"的免疫力[1]。同样，那些感染过 1957 年流感的人对新疾病依然有一定程度的免疫力。这就是为什么导致全球数百万人死亡的"香港流感"仍然不如 1957 年流感致命的原因[2]。"香港流感"病毒今天仍然可以引起流感，但是已经达不到流行性疾病的规模。人们的免疫系统已经学会像对抗其他病毒一样来对抗这种流感病毒。

20 世纪的"西班牙流感"造成了大规模伤亡，而现在人们又面临新的流感病毒。这种病毒从未被彻底打败过。它不断变换形态。近 20 年后，当一名陆军士兵在新泽西州特伦顿（Trenton）城外的迪克斯堡（Fort Dix）轰然倒下时，病毒再次来袭。

---

1 Kilbourne, "Influenza Pandemics of the 20th Century".

2 P. R. Saunders-Hastings and D. Krewski, "Reviewing the History of Pandemic Influenza: Understanding Patterns of Emergence and Transmission", *Pathogens* 5, no. 4（2016）: 1–19.

当士兵于 1975 年秋季抵达迪克斯堡时，他们接种了最新的流感疫苗，其中包含了普通流感病毒的弱化变体。圣诞假期过后，在一个特别寒冷的冬天，士兵们回到了基地。在短时间内，基地暴发了一种类似流感的疾病。患者发烧、喉咙疼痛并感到疲劳。患者的咽喉拭子显示感染他们的不是流感病毒，而是另一种微生物，即"腺病毒"（adenovirus）。腺病毒会引起流感样疾病。新泽西州卫生局也对患者进行了流感病毒检测，结果令人费解。有些男性携带有已知的流感病毒株，但有些人却携带有神秘的病毒株。其中两个神秘的咽喉拭子被送往疾病控制中心。该中心确定这种病毒是 1918 年病毒的后代。

所有的士兵都康复了，但 1976 年 2 月 4 日，一位名叫戴维·刘易斯（David Lewis）的士兵在例行的 5 英里行军后病倒了，他被送往迪克斯堡医院。几小时后，他死于一种似乎是急性肺炎的疾病。最初的报道称刘易斯的死亡是由一种来历不明的疾病引起的。但在两周内，美国疾病控制与预防中心确认了这是一种猪流感病毒。

这引发了人们更多的疑问。迪克斯堡的病人中没有任何人与猪有过接触。病毒一定是变异了，所以它可以直接在人与人之间传播，而不需要经过原来的宿主物种。美国疾病控

制与预防中心[1]还确认该病毒为 H1N1 型病毒，类似于 1918
年的流感病毒。

迪克斯堡暴发的流感是由一种新型流感病毒引起的，但
这场流感肯定不是传染病，因为只有一人死亡。尽管如此，
这场流感却至关重要[2]。直到今天，政府对 1976 年疫情的反应
仍然是一个颇具争议的话题。当时一些专家认为，应对潜在
的流行病需要大规模的疫苗接种计划。其他人则表示，此类
接种计划弊大于利。

因为这种病毒源于一种使猪受到感染的病毒，1976 年的
流感被称为"猪流感"。这次的流感成了一起突发公共卫生事
件。没有人知道它是否会像 1918 年流感那样蔓延开来，演变
为一场流行性疾病，还是只造成一人死亡的地方性疫情。在
最初甄别迪克斯堡病毒的过程中，纽约西奈山医学院（The
Mount Sinai School of Medicine）的病毒学家埃德温·基尔伯
恩（Edwin Kilbourne）在《纽约时报》上发表了一篇专栏文

1　该组织在 1980 年以前一直被称为疾病控制中心（Center for Disease
Control）。1980 年，采用复数英文名称即 Centers for Disease Control。1992
年，国会再次修改名称，称其为"疾病控制与预防中心"（Centers for Disease
Control and Prevention）。

2　细节来自 J. C. Gaydos et al., "Swine Influenza A Outbreak, Fort Dix,
New Jersey, 1976", *Emerging Infectious Diseases* 12, no. 1（2006）: 23-
28, and Gina Kolata, *Flu: The Story of the Great Influenza Pandemic of
1918 and the Search for the Virus That Caused It*（New York: Touchstone,
2005）, chapters 5-6.

章，标题引人注目："右舷有流感！拿好鱼叉！"（Flu to the Starboard! Man the Harpoons!）在写这篇文章时，基尔伯恩并不知道迪克斯堡暴发了流感，这就显得他的观察更加深刻。

基尔伯恩回顾了之前流感大流行的频率，发现两次流感发生的时间间隔为 11 年或更短。他写道，下一次流感大流行应该是在 1979 年之前的某个时候。可以通过为最具风险的 4500 万美国人接种疫苗，尽量降低影响。[1]他还呼吁美国疾病控制与预防中心、美国食品药品监督管理局（the Food and Drug Administration）和美国国立卫生研究院（the National Institutes of Health）共同为公众提供流感疫苗，并呼吁卫生官员制订应对"紧迫自然灾难"的计划。

在基尔伯恩有先见之明的文章发表后的第二天，联邦官员便齐聚位于亚特兰大的美国疾病控制与预防中心总部。他们应如何应对迪克斯堡猪流感？在一次安静而低调的新闻发布会上，他们发布了此次猪流感的一些细节，尽管他们对 1918 年的流感大流行避而不谈。猪流感的发生仅局限于迪克斯堡，并没有蔓延到周边的平民。但官员们担心该病毒会在当年秋季再次出现并引发全球性的流感大流行。防止这种情况的唯一方法是快速生产疫苗，而他们认为领导此项目的最佳人选便是基尔伯恩。

1　E. Kilbourne, "Flu to the Starboard! Man the Harpoons!", *New York Times*, February 13, 1976, 33.

3月，在士兵刘易斯去世后不到一个月，政府官员便决定加快疫苗制造并在秋季之前为所有美国人接种疫苗。虽然流感大流行的风险非常小，但后果将是毁灭性的。基尔伯恩说："未雨绸缪总比亡羊补牢要好。"[1]大规模的疫苗接种计划也是一场大赌注的赌博。如果秋季没有发生猪流感疫情，卫生官员可能会被指责浪费和越俎代庖。但另一个问题是：在给《纽约时报》的一封信中[2]，来自纽黑文市卫生局的汉斯·诺伊曼（Hans Neumann）博士指出，根据预计的免疫接种规模，在接种流感疫苗的两天内，大约2300人会中风，7000人会心脏病发作。"为什么？"他问道，"因为这是根据统计学得出的数字，不管人们有没有接种流感疫苗。"

同样，在接种流感疫苗后的一周内，另有9000人会患肺炎，其中900人将死亡。这些肯定会在接种流感疫苗后发生，原因并非是流感疫苗。

"然而，"诺伊曼写道，"如果某个人中午接种了流感疫苗，当天晚上就得了中风，他会很自然地把这两件事情联系起来。"

奶奶早上接种了流感疫苗，下午就死了。虽然关联性不等于因果关系，但这种想法可能导致公众对疫苗接种产生强烈抵制，从而对未来的计划构成威胁。（最近我们已经看到，

1　Kolata, *Flu*, 139.

2　Hans Neumann, "After the Flu Shots," *New York Times*, September 15, 1976, 44.

由于错误地把关联性等同于因果关系，使人们对疫苗接种产生了强烈抵制，因为人们误认为疫苗导致了自闭症。）作为预防措施，一些健康专家建议不要接种疫苗，而应该储存疫苗。如果秋季再次暴发猪流感，那时候——而且只能在那时候——才能向公众发放疫苗。

这个决定最终得到了白宫的肯定。福特总统接受了其医疗顾问的建议，他们想要采取行动而不是无所作为。在脊髓灰质炎疫苗发明者乔纳斯·索尔克和阿尔伯特·沙宾（Albert Sabin）的陪同下，福特总统宣布了一项紧急资金申请，要求为每名男性、女性和孩子接种疫苗，以应对可能发生的猪流感大流行的威胁。福特总统没有采取一些医生在亚特兰大的会议上所持的谨慎态度，而且提及了1918年的流感大流行。

福特总统在白宫简报中说："一些上了年纪的美国人应该记得，在那个悲惨的时期，美国有54.8万人死亡。""此刻，我想明确表示：没有人确切知道此次疫情究竟有多严重。尽管如此，因为关乎国民健康，我们必须做万全的准备。"[1]

福特总统的决定将产生深远的影响。制药产业也存在较高的复杂性。制药公司面临的挑战是在短期内生产足够的疫

---

[1]　杰拉尔德·福特，美国第38任总统，"Remarks Announcing the National Swine Flu Immunization Program". 2018年4月25日登录。http://www.presidency.ucsb.edu/ws/index.php?pid=5752。目前尚不清楚福特从何处得知54.8万人死亡的消息。

苗以及在出现任何问题时获得保险。制造商威胁道，除非他们得到充分保护，否则要停止所有疫苗的生产。因此福特总统在 8 月签署了一项保护制造商的法案。疫苗计划于 10 月初启动，而官员们担心的那种骇人的媒体报道便随之而来，进而发展成公关噩梦。

074   3 名老人在同一诊所接种流感疫苗后死亡，人们进而对一种并不存在的关联性感到恐慌。沃尔特·克朗凯特（Walter Cronkite）现身晚间新闻向公众做出保证[1]，并劝告人们不要听信耸人听闻的报道。但人们对此并不买账。媒体将各种疾病和死亡归咎于疫苗。《纽约邮报》甚至声称，该疫苗曾是杀死甘比诺（Ctambin）犯罪家族首领的致命武器[2]。美国疾病控制与预防中心提醒公众，接种疫苗的美国老年人的死亡率实际上并没有增加。电视上播出了福特总统接种流感疫苗的画面。但是公众舆论并不受逻辑或证据的影响，而是受情绪和焦虑的影响。

人们并不信任这种疫苗，甚至更糟糕的是，他们对它心存恐惧。据报道，一种被称为格林－巴利综合征（Guillain-Barré syndrome，GBS）的罕见神经系统疾病的病例数量出现上升。该疾病会导致一系列症状，包括吞咽困难、手臂和腿

---

1   D. J. Sencer and J. D. Millar, "Reflections on the 1976 Swine Flu Vaccination Program", *Emerging Infectious Diseases* 12, no. 1（2006）: 29-33.

2   引自 Kolata, *Flu*, 165.

部无力以及肌肉麻痹。在秋季，美国疾病控制与预防中心记录了接种疫苗后出现的不寻常的格林－巴利综合征病例数量。虽然流感疫苗和格林－巴利综合征之间没有已知关系，但美国疾病控制与预防中心仍然要求医生报告所有新病例。这更加刺激了公众舆论。一些无法诊断患者病情根源的医生现在将其归因于格林－巴利综合征，尤其是如果患者最近接种了疫苗。到12月，情况变得非常糟糕，迫使美国疾病控制与预防中心不得不终止了疫苗接种计划。在此期间，没有出现一例猪流感病例，但有数十例因流感疫苗引起的格林－巴利综合征病例。《纽约时报》在一篇社论中写道，这是一次"令人遗憾的巨大失败"[1]。该报指责美国疾病控制与预防中心领导的"政府医疗官僚机构过度自信"，而且美国疾病控制与预防中心利用疫情来增加其预算。《新闻周刊》则更加直接：这是一场"猪流感病毒大混乱"。[2]美国疾病控制与预防中心主任大卫·森杰尔（David Sencer）被迫引咎辞职[3]。

075

然后诉讼便开始了。由于疫苗生产商已获得国会的授权保护，因此联邦政府必须对所有损害承担责任。到1980年，提出的索赔达3900多项，索赔总金额超过35亿美元。截止

---

1 Harry Schwartz, "Swine Flu Fiasco", *New York Times*, December 21, 1976, 33.

2 Matt Clark, "The Swine Flu Snafu", *Newsweek*, July 12, 1976, 73.

3 Bruce Weber. "David J. Sencer Dies at 86; Led Disease-Control Agency", *New York Times*, May 4, 2011, A27.

到那时，在接种流感疫苗后出现格林－巴利综合征的病例已超过 500 例，其中 23 人已经死亡[1]。

尽管进行了 40 多年的分析和争论，但目前尚不清楚格林－巴利综合征与猪流感疫苗之间是否存在关联。在军队中，近 200 万人接受了双倍剂量的流感疫苗，而格林－巴利综合征的病例却出现下降。现在，在关于季节性流感的网站上[2]，美国疾病控制与预防中心表示，关于格林－巴利综合征与季节性流感疫苗接种之间关联性的数据在流感季之间"多变且不一致"。但对某些人来说，即使存在因果关系，为避免灾难所付出的代价也很小。30 年后，被解雇的时任美国疾病控制与预防中心主任森杰尔反思了这一决定[3]。他写道，"公共卫生部门的领导人必须愿意代表公众承担风险"。回顾这一事件时，森杰尔仍然赞成推出该疫苗的决定，因为"当生命受到威胁时，过度反应要好于反应不足"。

1　Douglas Martin, "Edwin Kilbourne, Flu Vaccine Expert, Dies at 90", *New York Times*, February 24, 2011, B14.

2　"Guillain-Barré Syndrome and Flu Vaccine", Centers for Disease Control and Prevention.2018 年 5 月 2 日登录。https://www.cdc.gov/flu/protect/vaccine/guillainbarre.htm。美国疾病控制与预防中心的措辞发生了变化。就在 2017 年，同一个网站指出，1976 年"接种用来防止猪流感病毒而制造的流感病毒疫苗后，患格林－巴利综合征的风险略有增加"。参见 Internet Archive Wayback Machine, "Guillain-Barré Syndrome and Flu Vaccine". https://web.archive.org/web/20170508051122/https://www.cdc.gov/flu/protect/vaccine/guillainbarre.htm。2018 年 4 月 25 日登录。

3　Sencer and Millar, "Reflections on the 1976 Swine Flu Vaccination Program".

在 1976 年猪流感暴发的头几天撰写了具有先见之明的专栏文章的病毒学家艾德温·基尔伯恩，也为自己的决定辩护。他宣称"对疫苗生产和立即接种疫苗的必要性持坚定立场"。尽管此次猪流感暴发仅限于迪克斯堡，但它能够在人与人之间传播，与 1918 年的流感病毒属于同一科。虽然该病毒在 1976 年夏天消失了，但这并不能说明任何问题。虽然病毒可以消失，但也可能以更大的威力卷土重来。1918 年第一波流感大流行之后便发生了这种情况，而且可能会再次发生。他写道，"这一计划的批评者没有注意到这些事实。"基尔伯恩呼吁为应对流感做更加完善的准备工作[1]，"但应认识到，任何洗手、焦虑、公共教育或戴口罩等措施都没有效果。"

采取行动、在灾难面前做出反应，是我们抗击流感的共同主题。1918 年，芝加哥公共卫生专员指出，"死于担忧的人数超过了死于流感的人数"，因此应该采取一切措施平息公众情绪。1976 年，我们以极高的成本为每名美国人储备疫苗，尽管不确定是否会出现流感大流行。我们为消除公众的担忧情绪付出了很高的代价。

下一次"流感大流行"发生在 2009 年——一个社交媒体和 24 小时滚动新闻的时代，并且也是由猪流感引起的。当时的世界刚刚经历了"911"恐怖袭击、印度洋海啸和卡特里娜

076

1　本段所有引用均来自基尔伯恩的"Influenza Pandemics of the 20th Century".

飓风的创伤，但现在我们已经开始进行应对灾难的定期演练，而且联邦、州和地方卫生机构之间的合作已得到了加强。生活已不同往日，而且我们有了推特等社交网站。

2009年3月[1]，流感病毒首先在墨西哥被发现，并导致大约60人死亡。墨西哥政府迅速采取行动，关闭学校，禁止公共集会，并命令部队在地铁站分发口罩。到4月，病毒已传播到美国，纽约的一些学生检测出病毒阳性。这次流感病毒含有来自4个祖先的基因[2]：美国猪流感、欧洲猪流感、禽流感和人流感。它仍然是H1N1型病毒，与1918年和1976年的病毒类似。到6月，74个国家共发现了3万多名病例。世界卫生组织总干事宣布这是一次流感大流行[3]。在美国，超过一半的流感病例是由新病毒引起的。

大多数死亡病例为儿童和成人，在65岁以上的人群中死亡病例相对较少，也许他们多年前就已被类似病毒感染过，所以对此次流感病毒有免疫力。到6月，所有50个州都报告

1　该时间表和数据基于"The 2009 H1N1 Pandemic:Summary Highlights, April 2009‐April 2010"，Centers for Disease Control and Prevention. 2018年4月25日登录。https://www.cdc.gov/h1n1flu/cdcresponse.htm#CDC_Laboratories_Bolster_Nations_Testing。

2　Khan and William Patrick, *The Next Pandemic: On the Front Lines against Humankind's Gravest Dangers*，1st ed.（New York: Public Affairs，2016），24.

3　Margaret Chan，"World now at the start of 2009 influenza pandemic"，World Health Organization. 2018年4月25日登录. http://www.who.int/mediacentre/news/statements/2009/h1n1_pandemic_phase6_20090611/en/.

了 H1N1 病例。美国疾病控制与预防中心报告说至少有 100 万人感染了该病毒。庆幸的是，绝大部分人无须治疗就康复了。

此次最新的流感暴发再次与 1918 年的流感大流行有着惊人的相似之处。首先发现病例是在春末夏初。接下来，病毒进入潜伏状态。然后在 8 月底，病例数量突然激增——就像 1918 年一样。但现在，首次出现了针对流感病毒本身的药物。这些药物可以通过处方向公众提供，并且是美国国家战略储备（Strategic National Stockpile，SNS）的一部分。国家战略储备的药品和设备数量充足，只有在出现使医疗系统无法承受的紧急医疗情况下，才可以动用这些战略储备药物。为了应对 2009 年的流感疫情，美国国家战略储备发放了一些抗病毒药物以及近 6000 万个口罩。

美国食品药品监督管理局还授权发布了一种名为帕拉米韦（Premaivir）的实验药物。该药物是美国国家战略储备的一部分，但仍在进行临床试验，关于其安全性和疗效的数据非常有限。因此，它只能用于特殊情况，而 2009 年的流感大流行便符合这一条件。美国食品药品监督管理局在 2009 年 10 月至 2010 年 6 月收到了 1371 份关于该药物的申请[1]。疫情消退后，

1 A. Sorbello et al., "Emergency Use Authorization for Intravenous Peramivir: Evaluation of Safety in the Treatment of Hospitalized Patients Infected with 2009 H1N1 Influenza A Virus", *Clinical Infectious Diseases* 55, no. 1（2012）: 1-7.

医生们回顾了帕拉米韦的疗效，但无法得出任何明确的结论。接受该药物治疗的患者中约有 15% 死亡，但是当他们申请该药物时已经处于病危状态。3 年后，美国食品药品监督管理局批准了帕拉米韦上市，尽管几乎没有证据证明它具有明显疗效。

疫苗生产于 2009 年夏天启动。当年 12 月，奥巴马总统效仿福特总统当年的做法，在白宫拍摄了卷起毛衣袖子接种流感疫苗的照片。他同样是在通过媒体向公众保证疫苗的安全性和必要性。

"人们应该认识到这种疫苗的安全性，"[1] 奥巴马在椭圆形办公室接受电台采访时说道，并指出非洲裔美国人接种疫苗的比例很低。"我让我生命中最重要的两个人[2]，我的两个女儿，立即接种了流感疫苗，她们没有出现任何不良反应，而且在整个流感季没有生病。因此，你们也应该确保你们的孩子也接种流感疫苗。"

但流感病例数量在 10 月达到了峰值。到 2010 年 1 月，流感季回落至基线。猪流感危机解除。专家曾预测此次疫情将导致美国多达 190 万人死亡，但实际死亡人数约为 1.25 万人，

1　Jesse Lee，"The President and First Lady Get Vaccinated"，The White House. 2018 年 4 月 25 日登录. https://obamawhitehouse.archives.gov/blog/2009/12/21/president-andfirst-lady-get-vaccinated.

2　同上。

对于流感大流行来说这是一个非常低的数字[1]。在世界范围内，此次流感大流行的死亡人数也没有超出通常的流感季。

2009 年猪流感大流行最深远的影响是对公众造成的混乱。官员们不断警告民众做好准备，以应对冬季的严峻形势。媒体报道了流感死亡病例以及如何避免生病的建议。在接受《华盛顿邮报》采访时，一名来自马里兰州的 14 岁女孩描述了她发高烧时的恐惧。"当我的体温达到 103 华氏度（39 摄氏度）时，我去看了医生，"她说，"医生给我做了快速检测。他说他很确定这是猪流感。这不是常规流感季，而且那天他接诊了 6 例病例……当他说我得了猪流感时，我和妈妈笑了。'好啦，告诉我真实的病情吧！'但他说，'我认为你真的得了猪流感。'哦，天哪！我首先想到的是，'我会死吗？'[2]"

鉴于权威的信息都是彼此矛盾的，所以这名女孩的恐惧并不奇怪。2009 年 4 月，奥巴马总统表示没有理由感到恐慌[3]。

---

1   Peter Doshi, "The 2009 Influenza Pandemic," *Lancet Infectious Diseases* 13, no. 3（2013）: 193-94. 2009 年流感大流行的最终死亡人数预估是来自 S. S. Shrestha et al "Estimating the Burden of 2009 Pandemic Influenza A（H1N1）in the United States（April 2009-April 2010）", *Clinical Infectious Diseases* 52, suppl. 1（2011）: s75-s82.

2   Kathryn Tolbert, "Local Teens Describe Their Experiences With Swine Flu", The Washington Post.com, August 25 2009. 2018 年 4 月 25 日登录．http://www.washingtonpost.com/wp-dyn/content/article/2009/08/24/AR2009082402346.html.

3   Robert Peer and Gardiner Harris, "Obama Seeks to Ease Fears on Swine Flu", *New York Times*, April 27, 2009, A1.

然而在 10 月，他宣布美国进入 H1N1 疫情全国紧急状态。这令公众无所适从[1]。

使情况更为复杂的是，在推特和其他社交媒体上暴发了另一种病毒。在突发公共卫生事件中，错误信息和恐惧的传播速度首次超出了病毒的传播速度。关于流感的推文有近 300 万条，并且拥有自己的话题标签[2]："# 猪流感 #"。美国疾病控制与预防中心发言人认为，网上关于猪流感的讨论是一个好兆头，表明公众积极参与并随时准备用知识和预防措施进行反击。但推特信息受到了恐慌情绪的影响，美国有线电视新闻网（CNN）和福克斯新闻（Fox News）等有线新闻媒体因夸大事实并引发公众担忧而遭到批评[3]。如果公众认为科学家们只是在制造"狼来了"的故事，他们就会忽视未来发出的警告。

在华盛顿特区，我的急诊室里挤满了出现类似流感症状的病人。很容易看出哪些是流感病人。他们在挂号时戴着由

1　"President Obama Signs Emergency Declaration for H1N1 Flu"，The White House. 2018 年 4 月 25 日登录 . https://obamawhitehouse.archives. gov/blog/2009/10/25/president-obama-signs-emergency-declaration-h1n1-flu.

2　Martin Szomszor, Patty Kostkova, and Ed de Quincey，"#Swine flu: Twitter Predicts Swine Flu Outbreak in 2009"，in *Electronic Healthcare*（New York: Springer，2011）: 18-26.

3　John Sutter，"Swine flu creates controversy on Twitter"，CNN. 2018 年 4 月 25 日登录 . http://www.cnn.com/2009/TECH/04/27/swine.flu.twitter/.

护士分发的蓝色的一次性口罩。如果我们对他们进行测试，很多人会出现 H1N1 阳性。但是，无论他们是否患有猪流感或季节性流感或者只是另一种病毒感染，都不重要，因为几乎所有人都可以出院。2009 年猪流感与任何其他流感季并无差异。

但此次事件的后果接踵而至。有人声称估计的死亡数量被夸大了。具有较大影响力的《英国医学杂志》的编辑菲奥娜·高德利（Fiona Godlee）[1] 报告说，一些向世界卫生组织提供建议的专家没有透露他们与制药企业的财务关系。这引发了关于利益冲突的道德问题。

真正的问题是世界卫生组织对"流感大流行"一词的使用。大多数人认为流感大流行是一种传播广泛并杀死成千上万的疾病。这种描述符合世卫组织对传染病一词的官方定义[2]："导致大量的死亡和疾病"。但在谈及 2009 年的疫情时，世卫组织使用了更为学术性和狭隘的定义，仅关注疫情流行程度而非严重程度。在一位机敏的美国有线电视新闻网记者指出这一点之后，一名世卫组织的女发言人宣布，该组织错误地使用了更具灾难性的定义。"这是我们的错，我们为造成

1　Fiona Godlee, "Conflicts of Interest and Pandemic Flu", *British Medical Journal* 340（2010）: c2947.

2　参见 Peter Doshi, "The Elusive Definition of Pandemic Influenza", *Bulletin of the World Health Organizaton* 89（2011）: 532-38.

080

的混乱道歉，"她说道，并指出该词语描绘了"一种相当凄惨的情形，可能导致公众的恐慌情绪"。[1]

H1N1 疫情只是一种季节性流感，并不比普通的流感更具危险性。但一个词语的使用，提升了它在媒体和公众心目中的地位。2009 年的"流感大流行"——其实它根本不是流感大流行——告诉我们，在发动公众应对流感时，语言既是武器又是障碍。公众完全相信世卫组织和美国疾病控制与预防中心发布的信息，认为一场致命的、类似于 1918 年疫情的流感大流行即将爆发。

这并不是首次出现流感大流行的描述与其严重程度不符的情况[2]。1957 年流感被世卫组织同时描述为"相对温和"和"较为严重"。1968 年香港流感疫情被世卫组织描述为"温和"，而美国疾病控制与预防中心称其严重性为"中等"。无论是哪种方式，流感历史学家约翰·巴里（John Barry）都指出[3]，经历过 1968 年流感大流行的绝大多数人"甚至不知道发生过流感疫情"。

在 1918 年的灾难发生之后，流感在 20 世纪的其余时间一直处于潜伏状态，没有再一次给全球造成重大伤害。但随着

1　Elizabeth Cohen, "When a Pandemic Isn't a Pandemic", CNN. 2018 年 4 月 25 日登录. http://edition.cnn.com/2009/HEALTH/05/04/swine.flu.pandemic/index.html.

2　Table 2 of Doshi, "The Elusive Definition of Pandemic Influenza".

3　John Barry, "Lessons from the 1918 Flu", *Time*, October 17, 2005, 96.

我们对流感的了解不断深入，病毒在人类系统中发现了新的弱点。它揭露了我们在政策、准备、响应和媒体反应方面的不足之处。而且我们仍然没有得到 1918 年病毒的基因谱，但这一状况即将发生改变。一名在北极工作的医学生、一名试图保住自己在美国国会工作岗位的年轻病理学家，正在从冰冻苔原中挖出的尸体中搜索原始的 1918 年病毒样本。

5

复活1918年的流感病毒

位于马里兰州的美国国立卫生研究院将1918年流感病毒的样本保存在一个秘密地点的冷库里。人们很难接近这个处于锁闭状态的冷库，更不用说进入其中了。首先，你必须进入美国国立卫生研究院所在地，而这需要身份识别、准入理由，以及博士学位——最好是生命科学的博士学位。一旦你通过检查并找到建筑物之后，警卫会打开有双重门的密闭入口让你进入。进入之后，你将接受金属探测器的检测，然后工作人员会带你到储物柜前，你的手机、U盘、电脑、寻呼机和相机必须存放在储物柜中。然后，你才能在工作人员的带领下继续前往建筑物的内部。

杰夫·陶本伯格（Jeff Taubenberger）每天都会重复这样的程序。他是病毒发病机制和进化科（The Viral Pathogenesis and Evolution Section）——美国国立卫生研究院下属的一个实验室——的负责人。该部门有几十位科学家、博士后学生以及流感病毒研究人员。他们将1918年流感病毒简称为

"1918"。他们的办公室环绕着长方形的密封实验室。在其中一个实验室的冷库里存放着处于冷冻和休眠状态的1918年流感病毒。为了复活1918年流感病毒，科学家们付出了巨大的努力。他们踏遍天涯海角，在掩埋的尸体中搜寻隐藏的病毒。研究人员在布满灰尘的档案中搜索并精心重建病毒基因组。如果1918年流感病毒已经纯粹成为过去时，我们就无法对其进行恰当的研究。我们必须把它当作现在时。这是一个困难而危险的命题，而且始于一个小花招。

082

━━━━━━

从医学院毕业后，陶本伯格进入美国国立卫生研究院，开始了他的职业生涯，并接受培训成为一名病理学家。1993年，在获得了干细胞和淋巴瘤研究的博士学位后不久，他便进入几英里外的沃尔特里德陆军医疗中心的美国军事病理学研究所（The Armed Forces Institute of Pathology）工作。在那里，他建立了一个新的分子病理学部门，可以用DNA分析来揭开疾病的神秘面纱。在20世纪90年代初，由于具有新的实验室技巧和技术，病理学家可以分析经过活组织检查并嵌入小型正方体石蜡块中的组织的DNA。这一进步意义非凡。因为在此之前，科学家们只能分析冷冻标本中的DNA，过程繁复，成本又高。相反，嵌在石蜡中的样品可以存放在实验室的架子上。陶本伯格研究处理这些组织的方法，但并没有考虑流感。随后美国国会介入进来。

1994 年，在参众两院占多数席位的共和党，与民主党总统克林顿陷入了一系列令人厌恶的党派争斗中。在众多关于削减开支的小规模冲突中，国会曾考虑取消美国军事病理学研究所，而陶本伯格刚刚被任命为其中的部门主管。因此，他必须向国会证明该研究所[1]值得保留。

一种方法便是证明在研究所中保存的组织样本具有科学价值。陶本伯格知道所有样本的记录都是计算机化的，因此便于搜索，并可以追溯到近一百年前。他认为，或许研究所可以收集 1918 年流感大流行受害者的原始组织样本。如果这一想法成为现实，他可以通过新技术对病毒的遗传密码进行测序。这将成为举世瞩目的成就，并且足以证明该研究所在削减开支的时代具有存在的价值。

他使用像"流感"这样的术语——当然还包括"gripe"，即"流感"的西班牙语——来梳理样本。他找到了 28 个样本，从而可以应用他的分子病理学实验室技术。通常他会尝试识别活着的患者的癌症遗传特征，以帮助医生确定靶向治疗。但是这次他想揭示死亡已久的病毒的基因构成要素。

为了启动揭示 1918 年流感病毒遗传密码的过程，陶本伯格需要找到合适的样本。与所有流感病毒一样，1918 年流感

1　但最终，该研究所关闭了。参见 Christopher Lee, "Pathologists Protest Defense Site's Closure", *Washington Post*, February 4, 2007.

病毒在感染后两天达到复制峰值。大约 6 天后，病毒停止繁殖，并且在肺部消失。这意味着不能使用感染了 1918 年流感病毒并且在几天后死于细菌性肺炎的患者的组织。他们的组织中不含任何病毒颗粒[1]；相反，这些组织中充满了通常在病毒感染后所产生的细菌。

因此，陶本伯格和他的团队必须找到在出现最初症状一周内死亡的患者的样本。在一个样本中，来自该受害者的双肺的组织显示出略微不同的病理变化。研究人员在其中一个肺里发现了细菌性肺炎，这在此项研究中毫无用处。但是另一个肺显示出小支气管壁的严重肿胀。这一发现意义重大，因为这种肿胀仅见于急性病毒性肺炎，这意味着陶本伯格发现了病理学家期待的确凿证据：他知道虽然大多数受害者都死于流感病毒的并发症，但这名受害者肯定死于直接由病毒引起的肺损伤。他将这名受害者命名为"1918 案例 1"。这个样本将是确定 1918 年流感病毒基因组的关键。该样本来自士兵罗斯科·沃恩。

1918 年 9 月 19 日，在南卡罗来纳州哥伦比亚附近的杰克逊营地（Camp Jackson），士兵沃恩出现了发烧和发冷的症状。他于一周后病逝。在尸检之后，其肺部的小型标本被保存起来并存放在蜡中，然后送到了位于华盛顿特区的陆军医学博

084

---

1 J. K. Taubenberger et al., "Initial Genetic Characterization of the 1918 'Spanish' Influenza Virus", *Science* 275, no. 5307 (1997) : 1793-96.

物馆——该博物馆后来成为美国军事病理学研究所的一个分支机构[1]。这些样本在那里存放了将近80年,直到陶本伯格和他的团队在1994年发现了它们。

下一个目标是重建在罗斯科肺中存在的少量病毒所包含的基因。但基因重建需要数百万份病毒,远远高于样本中的病毒数量。因此,陶本伯格必须复制仅存的少量病毒基因——就像我们复印一张纸那样。他的实验室能够放大他们发现的一些基因片段的基因链。其中一个片段是编码血凝素的基因,即我们在第2章中首次讨论的流感血凝素。别忘了,血凝素是流感病毒的一个关键武器,因为它让病毒颗粒能够识别受害者的细胞,就像雷达捕获目标一样。但血凝素的作用远超雷达。一旦病毒颗粒定位并附着在其目标细胞上之后,血凝素便会破坏细胞膜,就像入侵军队攻击城堡一样。

陶本伯格和他的团队首先对仅有的活性病毒进行复制。当获得足够的材料进行分析之后,他便确定了在1918年流感病毒表面构建血凝素蛋白的遗传密码,并将其与其他流感病毒的基因进行了对比。这一基因探查工作目前已成为常规性工作,但在20多年前首次开展时却具有开创性意义,并解决了长久以来关于1918年流感病毒起源的争论。该病毒似乎与一种猪流感密切相关,虽然后来的研究表明它也有一些与禽

---

1 Byerly, *Fever of War*, 181.

流感类似的特征[1]。Influenza A/South Carolina/1/18（H1N1）后来成为该病毒的官方名称，因为病毒样本来源于南卡罗来纳州。

现在，对 1918 年流感病毒全部遗传密码的测序大约需要 两周时间，但在 20 世纪 90 年代，陶本伯格和他的实验室的工作人员花了 5 年的时间才确定了完整的基因组。在此过程中，了解流感病毒成了陶本伯格的职业专攻方向——而其最初的意图只是将他的实验室从纽特·金里奇（Newt Gingrich）领导的国会中拯救出来。"这完全是我们使的一个小花招，"[2]他说，"我这辈子从未学过病毒学课程。"

陶本伯格原创性的研究发现了合成血凝素（HA）基因部分的 4 个片段。像所有的基因一样，它们仅由 4 个核苷酸构成，分别用字母 A、G、C 和 T 表示。1918 年流感病毒的结构单元就是在其中一个片段中发现的，展开结构如下：

AGTACTCGAAAAGAATGTGACCGTGACACAC

正是这仅在 8 个不同基因上重复了数千次的 4 个字母序列，把 1918 年流感病毒变成了杀人机器[3]。1918 年的流感病毒

1 J. K. Taubenberger, "The Origin and Virulence of the 1918 'Spanish' Influenza Virus", *Proceedings of the American Philosophical Society* 150, no. 1（2006）: 86-112.

2 采访杰弗里·陶本伯格，2016 年 6 月 14 日。关于陶本伯格如何对 1918 年流感病毒进行测序的内容，在科拉塔（Kolata）的《流感》第 193-208 页中略有不同。

3 Taubenberger et al., "Initial Genetic Characterizationof the 1918 'Spanish' Influenza Virus".

由不同的部分组成，每个部分都有特定的作用。一些部分能使病毒进入肺细胞；其他部分则使被劫持的细胞能够复制病毒，随后释放，让它感染更多的受害者。当它们结合在一起时，病毒就会具有致命性。

陶本伯格和他的团队已经成功地发现并解码了 1918 年流感病毒的基因组成，后期将使用更快捷的新技术来验证他们的发现。但他们拥有的原始肺部资料太少，这让他们的努力受到了限制。他们需要更多的标本来确认他们的工作，但是他们已经在美国军事病理学研究所尘封的玻片中穷尽了搜索。然而，最意想不到的消息给他们带来了帮助：一位瑞典病理学家在几十年前曾经试图找到这种病毒，却遭遇了失败。在 1949 年，约翰·哈尔丁（Johan Hultin）以访问医学学生的身份从瑞典来到美国[1]。他在 20 多岁时对流感非常着迷，特地参与了乌普萨拉大学医学院一个允许学生出国学习的项目。哈尔丁选择前往爱荷华大学，因为这所学校的声誉以及学校所在地居住着大量的瑞典移民。他打算在那里研究身体对流感的反应。

1950 年 1 月，哈尔丁有幸结识了从布鲁克海文国家实验室（Brookhaven National Laboratory）来访的知名病毒学家罗杰·黑尔（Roger Hale）。黑尔知道这个瑞典人对流感研究感兴趣，他

1　更多细节来自 Kolata, *Flu,* chapter4 和 David Brown, "Resurrecting 1918 Flu Virus Took ManyTurns", *Washington Post*, October 10, 2005.

告诉哈尔丁，为了推进该领域的发展，他需要1918年病毒的实际标本。"我们只是不知道是什么原因导致了那场流感，"黑尔告诉他，"应该有人前往地球的北部，尽力寻找埋在永久冻土中的1918年流感大流行的受害者[1]。受害者很可能自1918年以来就一直处于冰冻状态，你可以尝试还原那种病毒。"

谈话很快转移到其他话题上，但这句话给哈尔丁留下了深刻的印象。他立即询问他的导师是否可以更改他博士论文的主题。现在，他不想在实验室里研究流感，而是想出去寻找病毒本身。他想找到一个埋藏的、保存完好的标本，然后进行分析，试图揭示1918年流感病毒如此致命的原因。

哈尔丁为在永久冻土搜索标本做了特别的准备。他喜欢旅行，在进入爱荷华大学之前，他曾在阿拉斯加的费尔班克斯为德国古生物学家奥托·盖斯特（Otto Geist）[2]工作。盖斯特免费为他提供食宿，作为帮助他在北极地区挖掘猛犸象牙的回报。现在，哈尔丁想要回到阿拉斯加，在1918年流感大流行中死去的人的尸体被埋在了那里的永久冻土中。他写信给盖斯特，询问这位古生物学家能否把他介绍给当地的因纽特人和在那里工作的传教士。也许盖斯特可以问问那些传教士是否他们还有1918年流行病毒受害者的记录以及他们被埋

---

1 来自对哈尔丁的电话采访："The 1918 Flu Pandemic That Infected 500 Million People".

2 Kolata, *Flu*, 95-98.

葬的地方。哈尔丁只对埋在永久冻土中的尸体感兴趣，因为他们的肺部保存有完整的病毒。为此，他还向爱荷华大学申请了 1 万美元的资助，相当于现在的 10 万美元。对于一个来访的外国学生来说，这可是笔不小的投资。但是，这所大学接受了这个疯狂的计划。

1951 年，哈尔丁在阿拉斯加见到了盖斯特，他们一起前往费尔班克斯，然后又向西走了 500 英里，到达白令海岸边的诺姆。一到那里，他们就发现当地的一条河流已经改变了流向，河水流经过程中融化了永久冻土。没有软组织留下，没有肺被保存，因此也不会有病毒标本。

哈尔丁并没有因此灰心丧气。他雇了一名飞行员把他带到另一个地点，这次是更北的地方：威尔士村。居住在那里的 400 名居民中有近一半人在 1918 年的流行病中死亡。有一个巨大的坟墓，上面立着一个大十字架，坟墓里面安放着流感受害者的遗体。但他再一次发现永久冻土没有那么永久。哈尔丁说服飞行员带他飞到布雷维格（Brevig Mission），这是白令海岸边的一个小村庄，在那里 80 名居民中有 72 人死于1918 年流感大流行。但是布雷维格没有飞机着陆带，所以他在一个邻近村庄的海滩上着陆，乘一艘捕鲸船穿越开阔的水面，然后穿过潮湿的苔原走了 6 英里，最终到达布雷维格。

他坚持不懈的努力获得了回报。在布雷维格，永久冻土的深度足以完好地保存掩埋在那里的尸体。此外，哈尔丁还发现了 1918 年流感大流行的 3 名幸存者，他们给予了大力的支持。哈尔丁要求他们向其他村民描述在这场流行病中幸存下来的感受，以及在 1918 年 11 月可怕的一周内目睹几乎所有人死亡时的感受，然后哈尔丁向村民们解释说，获得那种病毒标本可以制造疫苗，防止其再次暴发。在村民和村委会的支持下，他获得了继续开展工作的许可[1]。

起初，哈尔丁独自挖掘。他用鹤嘴锄挖开表层土，直至挖到冻土。他点燃了从海滩上收集来的浮木，用来融化冰冻层。到第二天结束时，他已经挖了 4 英尺。在那里，他发现了一具 12 岁左右的女孩的尸体。那具尸体保存得很好，这促使他挖得更深，以便找到更好的标本。不久，他的病理学家导师、古生物学家奥托·盖斯特也加入进来。在 6 英尺深处，他们发现了另外 3 具尸体[2]。肺部的尸检显示它们保存完好，很可能含有 1918 年的病毒。

他们总共挖出了 5 具尸体，进行解剖，并从保存下来的肺组织中提取了小块的立方标本。他们只戴着手套和手术口罩进行保护。在今天看来，这似乎是一项疯狂而鲁莽的举动。这些标本被放在干冰上运送回爱荷华州，哈尔丁在那里将它们的混合物注入含有正在发育的小鸡胚胎的羊水中，这是流感病毒的理想培养基。令人失望的是，病毒没有繁殖成功。

1 Kolata, *Flu*, 108 页。
2 Hultin, In the Nova documentary.

哈尔丁继续研究活体动物——老鼠、豚鼠和雪貂，但它们中任何一个都没有成功感染流感。

似乎导致那么多人死亡的病毒已经不复存在了。它已经被时间和大自然的极端条件摧毁了。最后哈尔丁用完了所有的组织标本，没法再继续研究了。这次探险以科学上的失败而告终。哈尔丁没能取得博士学位。然而，几十年后，他会获得救赎的机会。

———

在接下来的46年里，约翰·哈尔丁的探险活动一直被人们所遗忘[1]。他成了一名病理学家，专注于自己的事业，并继续与他的妻子一起旅行。他在冰岛重建了一座古老的石头迷宫，在英国和土耳其徒步旅行。"等我老去的时候，我会安定下来的，"他告诉记者，"我现在必须做这些事。我担心现在不做以后就没机会了。"[2]

哈尔丁一直在冒险的旅途上。1997年，他发现了一项新的任务。这项任务可以完成他近50年前就开始的流感病毒搜

———

1　科拉塔写道，哈尔丁从未出版过他的研究成果（Flu，115），这里有一份简要的《华盛顿邮报》探险版报告：N. S. Haseltine，"Scientists Seek 1918 Flu Virus"，September 2，1951.

2　Elizabeth Fernandez，"The Virus Detective/ Dr. John Hultin Has Found Evidence of the 1918 Flu Epidemic That Had Eluded Experts for Decades"，SFGate. 2018年5月2日．https://www.sfgate.com/magazine/article/The-Virus-detective-Dr-John-Hultinhas-found-2872017.php.

寻工作。他退休后居住在旧金山，偶然读到了一本关于陶本伯格从美国军事病理学研究所尘封的档案中发现了1918年病毒基因序列的著作。哈尔丁很好奇，写信给陶本伯格并告诉他自己1951年的探险和令人失望的结果。陶本伯格建议哈尔丁飞回布雷维格并尝试重新还原流感病毒。哈尔丁将自己出资并独自完成这项任务。

哈尔丁有了一些竞争对手。大约在同一时间，多伦多大学的一位32岁的地理学家柯斯蒂·邓肯（Kirsty Duncan）正在计划她自己的一次规模更大、资金更充足的探险。邓肯最初对流感和气候之间的关系很感兴趣，但她也想拿到1918年病毒本身的标本，以便更好地了解是什么让它变得如此致命。她显然是独立于哈尔丁而提出了前往阿拉斯加探险的想法，但她无法将搜索范围缩小到任何已知的受害者身上。邓肯把注意力转移到了位于挪威和格陵兰之间寒冷海域的斯瓦尔巴群岛（Svallbard），邓肯发现，在1918年10月，有7名矿工在到达一个名为朗伊尔宾（Longyearbyen）的前哨站工作之后不久就死于流感。如果永久冻土真的发挥了作用，他们的尸体连同1918年的流感病毒都将会得以保存。

邓肯随后组建了一支国际团队，包括美国疾病控制与预防中心的流感科主任，来自加拿人的儿科医生和地质学家，美国病毒学家，以及来自伦敦的约翰·奥斯佛博士。奥斯佛博士是一位对流感病毒有着长期兴趣的病毒学家。他曾提出一种观点，认为 1918 年的流感暴发起源于法国北部。

就在邓肯做准备的时候，杰夫·陶本伯格和他的同事发表了他们的论文，详细描述了在罗斯科士兵身上发现流感病毒的经过[1]。邓肯和陶本伯格并不了解彼此的工作，他们在亚特兰大召开的一个研讨会上相遇。这个研讨会是为了讨论陶本伯格重建 1918 年病毒基因密码的问题。陶本伯格提出要分析邓肯从斯瓦尔巴群岛矿工的尸体中获得的一些标本[2]。

但在陶本伯格的论文发表后，邓肯的计划是否仍有执行的必要？一方面，该计划会有费用问题，以及挖掘尸体可能会使探险队和世界其他地方遭受感染的风险。另一方面，科学界担心罗斯科·沃恩的肺标本长时间浸泡在甲醛中会发生改变。如果出现这种情况，获取其他的病毒标本并将其与陶本伯格拥有的病毒进行比较，就显得非常重要。美国疾病控制与预防中心的科学家曾经为这次探险提供资金支持，但现在他们对这次探险的目的提出了质疑。由于财政紧张，他们退出了该项目，并带走了其提供的资金。邓肯的团队仍然得到了美国国立卫生研究院的支持，并获得了制药巨头罗氏的

1　Taubenberger et al., "Initial Genetic Characterization of the 1918 'Spanish' Influenza Virus".

2　根据科拉塔所述，在邓肯团队被指责向媒体访谈收费之后，陶本伯格从邓肯团队退出了。参见 Kirsty Duncan, *Hunting the 1918 Flu: One Scientist's Search for a Killer Virus* (Toronto: University of Toronto Press, 2003), 65-85.

资助。在联邦拨款 15 万美元[1]的支持下，他们决定前往斯瓦尔巴群岛。在那里，他们将使用探测雷达来确定尸体的位置，并在坟墓上搭建一顶安全的减少生物危害的帐篷，以便将风险降到最低。

与此同时，72 岁的约翰·哈尔丁回到了阿拉斯加，再次进行挖掘。布雷维格传教区村里的长老们不仅允许他挖掘尸体，而且还找了 4 个年轻人来帮助他。他们用镐和铲子挖掘，最终挖到了 7 英尺的深度。1997 年 8 月，经过 3 天的手工挖掘后，哈尔丁和 4 个村民发现了一具胖女人的尸体。出于对她的尊重以及她对科学可能做出的贡献，他将这个女人取名为露西。照片显示，哈尔丁跪在露西的遗体旁，穿着防水长靴，戴着一副手术手套。当永久冻土偶尔解冻时，她的身体脂肪使她的器官被隔离。因此，她的肺部完好无损。哈尔丁切除了它们，希望它们含有 1918 年的病毒，并使用三种不同的载体将标本邮寄给陶本伯格，以尽量减少它们被丢失的风险。不到一周时间，实验室确认在其中发现了 1918 年的流感病毒颗粒[2]。与以往任何时候相比，有更多的肺组织可供研究，陶本伯格的实验室现在可以重建 1918 年病毒的全部基因密码了[3]，而且是完整的密码。

1　Kolata, *Flu*, 272.

2　同上，262-65.

3　Taubenberger, Reid, and Fanning, "Capturing a Killer Flu Virus".

1998 年 8 月，陶本伯格宣布了约翰·哈尔丁第二次探险的成功。此时，柯斯蒂·邓肯和她的团队正前往斯瓦尔巴（Svalbard）和朗伊尔宾镇（Longyeavbyen）。他们跪在地上，手持鞋盒大小的探测雷达，确定了遇难者可能被埋的地区。他们在这个具有生物危险性的帐篷里挖了 8 天，才挖到了一个棺材盖。棺材的位置在永久冻土的上层，这意味着棺材里的尸体可能在某个时候已经解冻，这冲淡了研究团队的兴奋情绪。出于对死者的尊重，该团队从未公开讨论过这些尸体的状况，尽管《纽约时报》报道称[1]，尸体被埋葬时没有穿衣服，只裹着报纸。他们收集了几个软组织标本，但没有一个标本具备提供病毒颗粒的条件。邓肯从斯瓦尔巴空手而归，尽管她后来声名鹊起[2]，在 2015 年成为加拿大首相贾斯汀·特鲁多内阁的科学部长。

朗伊尔宾镇后来也名声大噪。在 2008 年，它被选为全球种子库的所在地，来自世界各地的种子被送到那里保存，以防全球农业灾难发生。这个装有超过 25 万种子的种子库被

1　John Noble, "Quest for Frozen Pandemic Virus Yields Mixed Results", *New York Times*, September 7, 1998, F3.

2　邓肯写了一本关于她个人经历的书，回忆了她是如何成为加拿大科学部部长的。她现在被认为是一个"坏蛋"，参见 Maryn McKenna, "Canada's First (and Female) Science Minister Is a Badass", *National Geographic*. 2018 年 4 月 26 日登录，http://phenomena.nationalgeographic.com/2015/11/05/canadas-first-and-femalescience-minister-is-a-badass/. 她的探险故事的细节在科拉塔的书中做了讨论，*Flu*, chapter 9, 且在邓肯的书中有更加深入的阐述，*Hunting the 1918 Flu*, 正是因为这本书，我才写了我自己这本书。

埋在永久冻土下 500 英尺深的地方，能够承受核爆炸。朗伊尔宾曾经目睹了那么多死亡，现在却成了生存、忍耐和生存的纪念碑。

因此，多亏了约翰·哈尔丁的介入，陶本伯格的实验室成为 1918 年流感病毒样本的唯一保管者。但是由于每个标本可能只产生 1918 年流感病毒基因密码的一部分，所以还需要更多的标本。搜索范围扩大了[1]，阅读过陶本伯格原始数据的研究人员通过他们自己收集的标本和玻片进行搜索。成立于

1　人们还尝试了其他方法去寻找流感病毒。2008 年 9 月，英国的病毒学家奥斯佛带领一个团队去挖塔顿·本韦努托·马克·塞克斯（Tatton Benvenuto Mark Sykes）爵士的尸体。塞克斯爵士在第一次世界大战期间通过英国军队的晋升机制成为一名陆军上校，参与了奥斯曼帝国的垮台，帮助欧洲瓜分了中东。1919 年 2 月，塞克斯逝世，时年 39 岁，是流感大流行尾声的遇难者，他被放在一个铅制的棺材里，安放在英格兰北部约克郡的圣玛丽教堂，靠近斯莱德米尔庄园，这是塞克斯家族的祖屋。（斯莱德米尔，就像其他众多英国的贵族家庭一样，通过旅游和承办婚礼来维持生计。）铅制棺材把遗体和周围的环境隔绝开来，减缓了遗体的自然腐败，所以塞克斯是提取流感病毒的好样本。奥斯佛满怀希望，也成了讲述这个项目的纪录片的主角。"我们正站在 21 世纪第一场流感大流行的边缘，"他告诉 BBC，"我们认为塞克斯爵士可以帮助我们。"塞克斯爵士的后人也同意他们这么做。"这相当令人振奋，他现在是一具尸体，但他可能用某种方式帮助全世界。"他的孙子说。

挖掘英国贵族的遗物需要一些书面手续，这将需要两年的时间来完成。奥斯佛必须获得管理约克教区的教堂法庭、英国宪政事务部、健康和安全执行局的允许。在坟墓前，他们做了短暂的祷告，然后科学家们穿着防护服、戴着氧气面罩开始工作了。当挖到棺材时，他们感到失望和沮丧，因为棺材的盖子不完整了，尸体已经腐烂了。在检测了塞克斯爵士的遗体的 17 份样本后，奥斯佛和他的团队没能找到病毒。塞克斯爵士的传奇故事仍然会和他 1916 年的中东计划紧密联系，而不会和 1918 年让他丧生的病毒联系起来。参见 James Barr, *A Line in the Sand: France and the Struggle for the Mastery of the Middle East*（New York: Simon & Schuster, 2011）, and "Vital Flu Clue", BBC. 2018 年 4 月 26 日登录，http://www.bbc.co.uk/insideout/yorkslincs/series11/week8_flu.shtml.

1740 年的伦敦皇家医院，其悠久的历史确实足以证明 1918 年流感大流行的患者在此接受过治疗。通过尸检档案的搜索，他们发现了两个保存的肺组织标本，以及这些标本所属患者的临床记录和迄今为止一直缺失的临床环境。它们描述了患者何时生病、病情如何发展以及患者死于病毒时的样子。这些记录还确保了所发现的组织标本是从流感病毒本身的受害者身上提取的，而不是从一名因继发性细菌感染而死亡的患者身上提取的[1]。

当陶本伯格比较所有标本的基因指纹时[2]，他发现了一些不同寻常的现象。虽然它们相隔 7500 英里（从布雷维格到伦敦的距离）、相隔几个月（最早的标本取自 1918 年 9 月，最晚的标本取自 1919 年 2 月），但这些病毒的遗传物质有 99% 是相同的。这表明，在 1918 年流感暴发的早期，只有一种单一的流感毒株在传播[3]，并且在未来任何最致命的流感大流行浪潮中，只有一种特定的抗病毒药物或疫苗可能有效。

现在，杰夫·陶本伯格还在继续寻找 1918 年病毒标本，这些标本可能被保存在世界各地收集的病理学标本中。到目前为止，他还没有成功，但他仍然保持着一贯的乐观态度。毕竟，更多的标本可以进一步解决 1918 年是否有不止一种流

1　A. H. Reid et al., "1918 Influenza Pandemic Caused by Highly Conserved Viruses with Two Receptor-Binding Variants", *Emerging Infectious Diseases* 9, no. 10（2003）: 1249-53.
2　同上。
3　同上。

感病毒株传播的问题，并阐明这种致命病毒是如何进化的。但是对它的基因编码进行测序本身并不能帮助我们理解为什么1918年的病毒如此致命。它没有告诉我们病毒传染时是如何起作用的，也没有告诉我们为什么它传播得如此之快。要回答这些问题，科学家们需要建立一个全新的、功能齐全的已灭绝病毒的复制品。

为复活1918年的流感病毒，美国疾病控制与预防中心、纽约西奈山医学院、马里兰州军事病理研究所和美国农业部的科学家合作了数年。在亚特兰大的一个疾病控制与预防中心生物安全实验室里，科学家们戴着呼吸罩进行了病毒的实际构建。虽然流感病毒一直以来很容易在人与人之间传播，但要引起疾病，必须吸入流感病毒。呼吸罩能起到保护作用。此外，人们认为科学家们对1918年的流感病毒有一定程度的免疫力，尽管每年秋季和冬季流感病毒的后代都在传播。至少，这是他们所希望的。可以肯定的是，那些直接与该病毒打交道的人事先服用了预防病毒感染的药物。

在2005年，研究团队宣布他们已经构建出几种版本的1918年病毒[1]。第一种是一个完全有效的克隆体，含有1918年流感病毒的所有8个原始基因。它能够感染被试验的动物（和人类）。该研究团队还重建了仅包含8种原始基因中的1种或

1　T. M. Tumpey et al., "Characterization of the Reconstructed 1918 Spanish Influenza Pandemic Virus", *Science* 310, no.5745（2005）: 77-80.

3 种或 5 种的病毒版本，以作对照。为了测试该病毒在哺乳动物中的致命程度，他们将 1918 年流感病毒喷洒到小鼠的鼻子上。许多小鼠在 3 天内就死了。这些小鼠的肺部所含病毒的数量几乎是被感染对照版小鼠肺部所含病毒量的 4 万倍。如果这还不够可怕的话，有效的 8 个基因克隆体的死亡率证明比 5 个基因版本克隆体的死亡率至少高出 100 倍。随着更多的检测工作，很明显这种涡轮增压毒力的原因是编码血凝素的基因，血凝素是位于病毒表面并将其附着在我们的细胞上的关键蛋白质。

科学家们现在至少对 1918 年的流感病毒为何如此致命已经有了部分答案，但还有更多的东西需要学习和研究。1918年流感大流行的临床特征之一是一种带血的咳嗽，随着肺部黏膜被侵蚀，这种引起咳嗽的病毒在患者体内迅速发展。通过观察受感染小鼠的肺部标本，很明显地看到，复活的 1918年病毒能够吸引名为中性粒细胞的特殊白细胞。这些细胞被募集作为抵抗病毒的免疫反应的一部分，但当它们攻击人体时，会对健康的肺组织本身产生大量的附带损伤，从而导致继发性细菌性肺炎的发生。长期以来，人们一直认为 1918 年的一些人的死亡是由"细胞因子风暴"造成的。细胞因子风暴是一种过量的蛋白质，它在我们的免疫系统中发挥着重要作用。现在，有史以来第一次有证据支持这一理论。

还有一个秘密是 1918 年的病毒在其复活的状态中消失了。该病毒制造的蛋白质之一，几乎与禽流感病毒制造的蛋白质相同。这表明 1918 年的病毒不是由于它的一些基因与禽流感病毒的基因交换了位置的基因重组而产生的。相反，1918 年的病毒似乎是一种以某种方式适应人类的鸟类病毒[1]。它似乎也在哺乳动物宿主体内存活了一段时间，尽管我们还不知道是哪种宿主。1918 年的病毒与这种哺乳动物交换了一些基因，直到它演变成一种极强的杀手病毒。它的表面只有足够的、我们的免疫系统无法识别的新蛋白质。其中一种蛋白质 HA 来自一种鸟类病毒，它导致人体产生无法控制的炎症反应，在这个过程中破坏肺组织。而且，这种病毒一般在它感染肺部几天后才使患者丧命，使它有时间在新的受害者体内复制，然后传染给其他人。

当这种复活病毒在 2005 年 10 月的《科学》杂志上被披露时[2]，科学家们感到震惊和担心。发表的论文对复活病毒过程的描述是否过于详细？科学家分享他们的实验和结果是标准做法：这使得其他人可以复制和验证最初的实验，并提高了作者的声誉。但是，如果致命病毒落入坏人手中，有关如何复活这种病毒的信息难道不会很危险吗？

复活 1918 年病毒再次引发了关于信息"双重用途"的争

---

1 J. K. Taubenberger et al.，"Characterization of the 1918 Influenza Virus Polymerase Genes"，*Nature* 437，no.7060（2005）：889-93.

2 Tumpey et al.，"Characterization of the Reconstructed 1918 Spanish Influenza Pandemic Virus"，*Science* 310，no. 5745（2005）：77-80.

论。这些流感新发现可用于制造疫苗和治疗流感，防止流感重复暴发，并提高我们的文明和健康程度。但它们也可能被用于邪恶的目的：敌对政府或恐怖组织可能将流感武器化。大量的科学信息是有双重用途的，这意味着它可以用于为善或作恶。当物理学家在 1939 年第一次分裂原子时，他们意识到核能既可以用来给一座城市供电（用一个发电厂），也可以用来摧毁一座城市（用一颗炸弹）。

在复活流感大流行病毒之前，2002 年开始出现另一场双重用途的争议。石溪大学（Stony Brook University）[1]的科学家们宣布，他们利用网上可用的病毒图谱，通过邮购公司购买了这种化学构成物质，从零开始制造出一种脊髓灰质炎病毒。但是，这些信息是否也能让狂热分子在无法获得自然病毒的情况下复制脊髓灰质炎病毒？如果恐怖分子利用这种方法制造出一种高度传染性的病毒，比如埃博拉病毒，怎么办？

2005 年，美国国家科学院任命了一个委员会来着手解决"双重用途"问题。在经过大量的审议和一份名为《恐怖主义时代的生物技术研究》[2]的报告之后，该委员会建议科学界自行监管。在这个全球信息共享的时代，仅仅对在美国发表

---

1 J. Cello, A. V. Paul, and E. Wimmer, "Chemical Synthesis of Poliovirus cDNA: Generation of Infectious Virus in the Absence of Natural Template", *Science* 297, no. 5583（2002）: 1016-18.

2 National Research Council, *Biotechnology Research in an Age of Terrorism*（Washington, D.C.: The National Academies, 2004）.

的论文进行监管几乎没有什么意义，因为作者会在规定不太严格的国家的期刊上发表。为了帮助科学家完成自我监管的任务，委员会还建议任命一个国家生物安全科学咨询委员会（National Science Advisory Board for Biosecurity），负责向科学家提供建议和指导。

096

2005 年，《科学》杂志编辑唐纳德·肯尼迪（Donald Kennedy）不得不努力解决论文发表所带来的影响。关于如何制造病毒的说明，是否会落入坏人手中，并导致在橄榄球比赛、商场或地铁中的人群中大规模传播？1918 年病毒的复活会导致 1918 年病毒大流行的重演吗？

在文章发表之前，他征求了美国疾病控制与预防中心和国立卫生研究院的官员的意见。他们都支持发表。在第 11 个小时，美国卫生和公共服务部的部长迈克尔·莱维特（Michael Leavitt）坚持要求该文章必须获得国家生物安全科学咨询委员会的批准。该论文在未经批准的情况下发布了。肯尼迪坚持他的决定[1]，并指出政府"不能仅仅因为他们认为这

1 D. Kennedy, "Better Never Than Late", *Science* 310, no. 5746（2005）: 195. 一些科学家仍然不相信处理有活性的 1918 年的流感病毒是安全的，他们认为我们的获益将少于从死者身上将此病毒带出来的风险。理查德·埃布莱特（Richard Ebright）是一名在罗格斯大学工作的微生物学家，他认为这项研究太危险了。"如果病毒不小心被放出来，"他说道，"这将带来比季节性流感更高的致死率，每天新闻里所说的流感大流行的威胁将会变成现实。"但是没人向这位在 1918 年病毒被复活成功三个月之后做出评论的埃布莱特教授提出问题。参见 Jamie Shreeve, "Why Revive a Deadly Virus?", *New York Times Magazine*, January 29, 2006, 48.

些发现是敏感的，就下令禁止论文发表。"

科学家是一群好奇的人。现在，他们有一个 1918 年的病毒标本来修补。如果他们添加一种流感基因或者移除另一种流感基因，会发生什么？这种病毒会变得更致命还是较不致命？在接下来的几年里，科学界不仅继续研究 1918 年的病毒，还研究了其他几种流感大流行病毒。例如，H5N1 病毒没有通过飞沫在人体内自然传播的能力，但它肯定可以通过在野外发生的基因重组的自然过程进化出这种能力。然后病毒会发生什么？它会像预期的那样变得更加致命吗？或者病毒内部是否存在一种意想不到的基因相互作用，使其危险性降低？

097　　　只有一种方法可以找到答案。在 2012 年，一个国际组织对 H5N1 病毒进行了基因改造[1]，并用它感染了雪貂。该病毒很快发生了变异，可在空气中传播，但令所有人惊讶的是，它变得不那么致命了。在另一个实验中，威斯康星大学的研究人员采集了一种类似于 1918 年流感病毒的禽流感病毒，并对其基因进行了一点修补。当这种病毒在小白鼠身上进行测试时，实验证明它比最初的禽流感病毒更致命[2]。

1　S. Herfst et al., "Airborne Transmission of Influenza A/H5NI Virus between Ferrets", *Science* 336, no.6088（2012）: 1534-41.

2　T. Watanabe et al., "Circulating Avian Influenza Viruses Closely Related to the 1918 Virus Have Pandemic Potential", *Cell Host & Microbe* 15, no. 6（2014）: 692-705.

　　所有这些修补工作都是为了创造出实验室之外不存在的超级病毒，并且可能更容易在不同物种之间传播，或者毒性更强，或对任何流感疫苗更具抵抗力。大多数研究人员坚持认为，这些"功能获得"研究是为了更好地了解流感病毒是如何演变的，但联邦政府对此看法不同。这些实验存在安全风险。

　　2014 年 10 月，白宫以评估风险和收益[1]为由，暂停了联邦政府对功能获得性实验的资助[2]。1918 年流感病毒及其后代的许多基因实验，都因科学界对继续进行下去是否明智存在争论而中止了。疫苗研究员彼得·黑尔（Peter Hale）认为暂停是明智的。"政府终于看到了光明，"他说，"这是我们一直在等待和争取的。今晚我会好好睡一觉。"[3]

　　其他人认为暂停是不必要的，这会阻碍重要研究的进行。这种情况一直持续到 2017 年 1 月，当时白宫发布了新的研究

1　"U.S. Government Gain-of-Function Deliberative Process and Research Funding Pause on Selected Gain-of-Function Research Involving Influenza, MERS, and SARS Viruses", n.p. n.p 2014 年 10 月 17 日登录，https://www.phe.gov/s3/dualuse/Documents/gain-offunction.pdf.

2　"Doing Diligence to Assess the Risks and Benefits of Life Sciences Gain-of-Function Research", 美国白宫，2018 年 4 月 26 日登录，https://obamawhitehouse.archives.gov/blog/2014/10/17/doing-diligence-assess-risks-and-benefits-life-sciencesgain-function-research.

3　Donald McNeil, "White House to Cut Funding for Risky Biological Study", *New York Times*, October 17, 2014.

指南[1]。任何涉及创造新病毒的实验都需要一个外部专家小组的审核，并由研究人员进行辩护。但是这些指导方针并没有得到实施，因此对功能获得性研究的禁令仍然存在。随后，政府在 2017 年 12 月解除了该禁令，此举令许多人感到意外。政府发布了一套全新的规定，指导有关流感、SARS、埃博拉和其他危险病毒研究的资助决策。新规定也包括对具有功能增益的病毒研究。随着这些规定的发布，美国国立卫生研究院立即取消了对资助这类研究的禁令[2]。

因为约翰·哈尔丁和杰夫·陶本伯格，我们现在知道了 1918 年流感病毒的详细信息，包括它的基因构建模块的序列。然而，陶本伯格认为我们还有很长的路要走。他指出，我们仍然不知道为什么有些哺乳动物会受流感病毒株的影响而有些哺乳动物不会影响。我们仍然不知道 1918 年流感病毒是一种变得突然致命的已有流感病毒的重组，还是一种不知从何而来的新型病毒。我们仍然不知道为什么 1918 年的流感病毒对于年轻人特别致命，而年轻人通常是对流感最有抵抗力的群体。我们仍然不知道 1918 年流感大流行后的几年里流感病

---

1 "Recommended Policy Guidance for Departmental Development of Review Mechanisms for Potential Pandemic Pathogen Care and Oversight（P3CO）", n.p, n.p. 从以下网站获悉：https://www.phe.gov/s3/dualuse/Documents/P3CO-FinalGuidanceStatement.pdf.

2 "NIH Lifts Funding Pause on Gain-of-Function Research", The NIH Director, 2018 年 5 月 2 日登录，https://www.nih.gov/about-nih/who-we-are/nih-director/statements/nih-lifts-fundingpause-gain-function-research.

毒发生了什么——它去了哪里，以及为什么它变得不那么致命。尽管有很多的新发现，但也有如此多的未知。

"20年来，我一直在认真思考有关流感的问题，"陶本伯格说："我一无所知。"[1]但是，他对流感的了解，比任何人都多。

1　对陶本伯格的采访，2016年6月14日。

6

数据、直觉和其他战争武器

在急诊室，我们关注的并非关于流感病毒的诸多未知因素。光是处理躺在轮床上的流感病人，就足以让我们手忙脚乱的了。急诊医生关注的问题包括：出现咳嗽、疼痛和打喷嚏等症状的病人是否患有流感？需要用药物治疗吗？需要让病人住院吗？

大多数急诊医生，包括我自己，通常都不愿意为患者进行快速流感测试，而是依赖患者的描述和症状。如果患者发冷、流鼻涕，如果他身体疲惫、发烧和盗汗，如果他感觉有一种像被车子碾压过的疼痛，如果时值深秋而且他的室友在一周前有同样的症状，那么他很可能患有病毒性流感或者非常相似的疾病。这一诊断自有其合理性，因为大多数医生都记得他们在医学院所学的内容：如果实验室检测结果对于患者的治疗措施没有任何影响，则无须做此类检测。

我在急诊科接诊的几乎所有流感患者都无须住院，只是建议他们服用一些非处方药来控制发烧和身体疼痛，并且多休息、多喝水。如果实验检测能够验证我的临床诊断，那么 *100* 这个治疗计划不会有丝毫变化。如果实际上不是流感病毒在作祟，而是十几个导致流感样疾病（ILI）的病毒中的一个，结果将是相同的。患者仍然无须住院，仍然需要服用泰诺或美林治疗发烧和身体疼痛，仍然需要在家休息并多喝水。既然如此，我几乎从不进行快速流感检测，这对于我治疗病人的方式没有任何影响。基于这些原因，临床治疗通常不进行流感检测。

即使医生进行了流感检测，检测结果也只能显示患者的情况，而不能向当地卫生部门说明有关流感病例的数量。而关于流感病例数量的信息非常重要，因为只有获得该信息，才能在社区层面进行计划，并在必要时采取诸如关闭学校等特殊措施。为此，需要报告每位患者的数据。这本身便是一项艰巨的挑战。数据收集依赖于医院及其工作人员的配合；除了业已繁重的工作之外，他们还必须审查当天的工作，填写表格，记录他们治疗的流感病例数量。报告是否持续进行，是否及时、全面，这里面可能会存在重复统计。如果流感患者先在急诊科就诊，然后住院，应将其计入急诊科统计数据还是住院病人统计数据（或同时计入两者）？此外，应该由谁填写表格？护士？医生？助理医师？与所有检测一样，流感检测须支付检测费、实验室材料费以及技术人员将结果输入计算机的人工费。为了达到监测目的而对全国成千上万名患有流感样疾病的人进行流感检测可能会花费数百万美元。

　　美国许多州请求——但不是要求——初级保健医生、儿科医生、内科医生和紧急护理诊所追踪具有流感样症状的患者数量。在加州，约有 150 家医疗机构这样做。但在拥有近2000 万人口的佛罗里达州，只有 43 家医疗机构加入了流感跟踪系统[1]。美国疾病控制与预防中心建议每一家医疗机构为 25万人提供数据，因此佛罗里达州仅有获得有用统计数据所需数量的一半。仅仅依靠医疗保健机构（他们可能已经难以满足患者护理的需求）的合作和志愿精神，则意味着他们提供的流感数据有时可能缺乏及时性或完整性。从某种意义上说，我们获得的是一些拼凑的信息，对于整体规划毫无用处。

　　在平均 8 小时的急诊科轮班中，我会接诊 30~50 名（在秋季和冬季，这一数量可能会增加 10 名或更多）出现流感症状的新患者：咳嗽、发烧、身体疼痛、发冷、疲劳、出汗、流鼻涕，以及喉咙疼。一些患者可能只出现其中一种症状，而有些患者也可能出现呕吐——或者可能只是呕吐。现在要求我估计这些病人中有多少患有流感。我应该报告所有有疼痛、发冷、发烧其中一种症状的患者，还是仅报告同时有疼痛、发冷和发烧症状的患者？如果他们仅是发烧和呕吐，但没有身体疼痛呢？如果没有实验室检测来诊断导致病人患

1　这些数字来自 *Florida Flu Review*, 2015-2016 season, Week 14: April 3-9, 2016.

病的确切病毒，我便无法确定病人是否真正患有流感，还是患有导致流感样症状的诸多流感样疾病中的一种。临床判断只能使我做出相当不精确的最终诊断："发烧"或"病毒综合征"。如果我做出病毒性流感的诊断，该诊断可能只是有时正确。就病人护理而言，这种做法并无不当之处。但如果是收集有关流感季严重程度的数据，那么这种做法则不可取。

很多病毒都可以让人生病。鼻病毒可以引起普通感冒。轮状病毒可以引起恶心、呕吐和腹泻。腺病毒会导致结膜炎、咳嗽、流鼻涕和身体疼痛。人类呼吸道合胞病毒通常会感染幼儿，导致他们发烧、咳嗽和流鼻涕。但这些都不是流感病毒。而我们仅仅想要追踪流感病毒。如果不进行检测，初级保健医生便无法得知是哪种病毒导致了病人出现的症状。如上所述，这一点对患者无关紧要。对所有病毒的治疗方式都是一样的，因此不需要进行昂贵的实验室检测。但如果你是一名流行病学家，并且想要预测下一次流感疫情会在何时何地暴发，则必须追踪流感病毒。你不能依赖医生的临床诊断。因此，必须使用实验室测试来区分流感样疾病和真正的流感病例。在急诊室，基于以上概述的种种原因，我几乎从未采用过流感拭子，但我的同事有时想知道病人的"流感"是否为真正的流行性感冒，因此有时我会对患者进行拭子采样——使用小工具来回答大数据问题。

有时候，数据收集可能会产生反作用。1992年夏天，阿拉斯加州费尔班克斯市的公共卫生实验室从一名初级保健医生办公室那里收到了 9 个阳性流感拭子。这些拭子全部来自 9 岁以下的儿童,由于儿童在流感季往往是首先发病的人群,因此这并不奇怪。但不寻常的是,这些病例出现在通常的流感季之外的夏季。病例的上升引起了美国疾病控制与预防中心的注意。该中心向费尔班克斯派遣了一名工作人员,试图确定这些病例是否可能意味着将会暴发新一轮的流感疫情。这名工作人员便是阿里·汗(Ali Khan),现任内布拉斯加大学(the University of Nebraska)医学中心公共卫生学院院长,当时是美国疾病控制与预防中心的医学流行病学家。汗担心该流感可能是一种大流行性流感病毒。毕竟 1918 年流感大流行出现了两波,其中第一波异乎寻常地出现在春季和夏季。

人们从未听说过 1992 年费尔班克斯流感疫情,因为它根本不存在。汗之所以被派往阿拉斯加,是因为一位儿科医生工作有些过于细致,对每名流鼻涕的患者都进行了流感拭子采样。流感的发生率在夏季一般很低,该儿科医生的细致检测仅反映了通常的流感病例数量,而且这些数据仅来自一名医生的办公室。总体而言,流感病例并未超出平常的数量。这一场虚惊完全是由数据引发的。

———

在当今时代,可以通过谷歌等搜索网站获得许多问题的答案。我应该去哪儿吃饭？飞往圣达菲的机票多少钱？"你有感冒药吗？"的法语翻译是什么？

我得流感了吗？

请用谷歌搜索答案吧。在不到1秒的时间内，将有超过150万条结果出现在你的浏览器中。你可能会看到由泰诺赞助的网页信息："感觉身体不适？你所在的地区流感病毒非常活跃。"你也可能发现WebMD链接："流感还是感冒？了解它们的区别。"在更早的时期——比如说2008年冬天——谷歌会利用你提出的关于流感的问题，来回答流感正在何时何地传播。

谷歌进行流感预测的尝试始于2008年的一项新服务：谷歌流感趋势（Google Flu Trends）。首先，谷歌回顾了过去5年中已经完成的数10亿次搜索。在美国，每年至少有9000万成年人在谷歌搜索医疗信息。谷歌搜索了与流感相关的查询（例如"咳嗽"或"发冷"），并将其与美国疾病控制与预防中心的历史流感数据进行匹配。然后，谷歌利用这些查询来预测未来可能发生的情况。例如，2008年1月28日，关于流感的查询数量在谷歌流感趋势上飙升[1]。两周后，美国疾病控制与预防中心报告称流感感染病例出现上升。

硅谷提供实时流感数据的能力远超行动缓慢的医院、科

1　Google.org，"Google Flu Trends Overview"，YouTube video. 2017年11月6日登录，https://www.youtube.com/watch?v=6111nS66Dpk.

学家和医疗官方机构。如果算法准确无误，谷歌流感趋势可以帮助政府和医疗行业在流感季到来时做好准备并及时做出反应。

在预防或遏制流感暴发的工作中，一项重要任务便是准确找出患有流感的病人。正如我们所见，这项任务远比听起来要复杂得多。谷歌流感趋势似乎是一种解决方案，或者至少是一种能提供一些医生和护士无法提供的深入、广泛和复杂信息的大数据工具。计算机利用简单的谷歌搜索来完成相当复杂的任务：预估流感造成的负担。情况看上去是这样的。

有一段时间，谷歌流感趋势好像红极一时。它似乎预测了加拿大[1]、澳大利亚[2]和几个欧洲国家[3]的流感，并得到了抗病毒药物销售数据的证实[4]。然而，2009 年却出现了问题，谷歌流感趋势低估了美国甲型流感暴发的风险。谷歌的算法已

1　M. T. Malik et al., "'Google Flu Trends' and Emergency Department Triage Data Predicted the 2009 Pandemic H1N1 Waves in Manitoba", *Canadian Journal of Public Health* 102, no. 4（2011）：294-97.

2　H. Kelly and K. Grant, "Interim Analysis of Pandemic Influenza（H1N1）2009 in Australia: Surveillance Trends, Age of Infection and Effectiveness of Seasonal Vaccination", *Euro surveillance* 14, no. 31（2009）.

3　A. Valdivia et al., "Monitoring Influenza Activity in Europe with Google Flu Trends: Comparison with the Findings of Sentinel Physician Networks—Results for 2009-10", *Euro surveillance* 15, no. 29（2010）.

4　A. Patwardhan and R. Bilkovski, "Comparison:Flu Prescription Sales Data from a Retail Pharmacy in the U.S. with Google Flu Trends and U.S. ILINet（CDC）Data as Flu Activity Indicator", *PLoS One* 7, no. 8（2012）：e43611.

经更新[1]，包含了更多的与流感直接相关的搜索词，以及更少的与其并发症有关的搜索词。此次问题成为未来更多事件的先兆。2012 年的冬天给谷歌流感趋势以致命一击。

那一年，美国流感季出现了一种相当致命的病毒，导致发病率及死亡率均高于正常情况。但当流感季结束时，人们发现谷歌高估了业已很高的流感感染数量[2]，其偏差超出了实际值的 50%。

哪里出了问题？也许谷歌的算法过于笨拙。它必须每年重新校准，因此从未达到其应有的精确度。或许这个问题更具根本性，而且与谷歌自身有关。毕竟谷歌的核心使命不是提供关于流感流行程度的最佳数据。相反，谷歌是一家把追求利润放在首位的公司，其核心商业模式主要是通过其强大的搜索引擎产生广告收入。在具有较大影响力的《科学》杂志上[3]，有文章声称谷歌对算法进行的一些调整是为了改进其商业模式，而这是以牺牲预测准确性为代价的。

也许很多人在谷歌上搜索有关流感的关键词并不是因为他们生病了，而是因为他们害怕生病。这些"焦虑不安"的

---

1 S. Cook et al., "Assessing Google Flu Trends Performance in the United States during the 2009 Influenza Virus A (H1N1) Pandemic", *PLoS One* 6, no. 8 (2011) : e23610.

2 D. Lazer et al., "The Parableof Google Flu: Traps in Big Data Analysis", *Science* 343, no. 6176 (2014) :1203-5.

3 或许正如一组研究者所认为的"产生数据的算法（以及随后的用户利用率）已经被服务的提供商修改了，以满足他们的商业模型"，同上，1204 页。

互联网用户从未生病，但他们的搜索仍然成为谷歌数据采集的一部分。要记得，2012 年流感的形势尤为凶猛，其严重程度得到了媒体的关注和报道，并被纽约定性为突发公共卫生事件[1]。也许这些因素增加了利用谷歌搜索"流感"的人数，但这当然不等于感染流感的人数。最终，谷歌流感趋势至少在一个方面非常准确：量化其用户对流感关注度的高峰和低谷。

这一切背后，可能是人们的狂妄自大。通过大数据，人们确实能够前所未有地观察数百万个数据点，但这些数据点并不总能反映出基层的准确情况。在 2016 年的总统选举中，几乎每个数据点都表明希拉里会获胜。另一个例子便是波士顿的"颠簸的街道"（Street Bump）App[2]，它使用智能手机中的加速度计来检测道路中的坑洼；波士顿市民会自动把坑洼位置的数据发送给 App。然而该应用程序收到的关于坑洼位置的信息仅来自年轻、富裕的车主——那些通常会使用像"颠簸的街道"这样的应用程序的人。尽管这一具体的数据集非常完整，但它没有反映出波士顿所有坑洼的位置，正如政治民意调查没有反映出希拉里在密歇根州、威斯康星州和宾夕

1 "Governor Cuomo Declares State Public Health Emergency in Response to Severe Flu Season"，New York State. 2018 年 4 月 26 日登录．https://www.governor.ny.gov/news/governor-cuomo-declares-state-public-health-emergency-response-severe-flu-season.又见 Tim Hartford，"Big Data: Are We Making a Big Mistake?"，Significance，December 2014.
2 同上。

法尼亚州获得选票的情况。实际情况比我们想象的更为广泛、复杂。

这是否意味着如果没有更传统和经过验证的方法的支持，前沿技术便毫无价值？在1918年的流感大流行发生95年后，虽然科技经历了日新月异的发展，但我们仍然不能准确判断感染流感病毒的人群。也许综合使用传统工具和创新技术——流感咽喉拭子和大数据算法——可以帮助我们最有效地识别感染人群并遏制流行疾病发生。

于1984年创立了首个计算机流感追踪程序的法国流行病学家艾伦-雅克·瓦伦隆（Alain-Jacques Valleron）表示[1]："今天，人们很难想象没有现有的系统就可以进行疾病监测。""新系统过分依赖现有的老系统，以至于在没有它们的情况下便无法运行。"

一些人预测，谷歌将再次更新谷歌流感趋势并改进其算法。但在2015年8月，谷歌流感趋势团队却发出了告别信[2]。他们停止了网站运行，并开始"授权一些机构"，例如公共卫生学校和美国疾病控制与预防中心，使用数据来构建自己的模型。

1　Cited in D. Butler, "When Google Got Flu Wrong", *Nature* 494, no. 7436（2013）: 155-56.

2　The Flu Trends Team, "The Next Chapter for Flu Trends", Google Research Blog. 2018年5月2日登录. https://research.googleblog.com/2015/08/the-next-chapter-for-flu-trends.html.

我们需要监测流感患者数量是出于多种原因。如果没有准确的统计，就无法追踪流感的进展和消退。卫生部门需要准确的数字来做好准备——无论是储存疫苗还是向公众提供有关流感风险的建议。疫苗生产商根据以往的统计数据，以确定当年的疫苗是否对症。此外，了解某一年的流感病毒的确切情况，对预测下一年流感病毒的发展趋势至关重要。如果大数据和科技手段无法统计流感患者数量，又有什么手段可以实现这一目标呢？

———

大概在谷歌流感趋势推出的同时，爱荷华大学的福雷斯特·尼尔森（Forrest Nelson）率领经济学家团队尝试了一种不同的方法来估算流感造成的负担。尼尔森花了数年时间研究预测和经济学重叠的边界：股市。当我们购买一家公司的股票时，我们相信它将会发展壮大，超越竞争对手，并产生利润。相信这家公司未来将会成功的人越多，其股价就会越高。相反，如果我们认为一家公司的发展前景黯淡，将来不会取得成功，其股价将随着股东的争相出售而下跌。

尼尔森将股市预测应用于政治，用于预测选举结果，然后又将目标转向流感。他能够利用各种迥然不同的专业知识来预测流感病人数量吗？这个问题催生了爱荷华州流感预测市场（Iowa Flu Prediction Market）。尼尔森从该州众多了解流感的人中选择了护士、校长、药剂师、医生和微生物学家，希望他们提供的综合信息能够帮助自己了解当前的流感患者数量并预测未来的流感患者数量。

2004 年 1 月，该项目开始启动。尼尔森仅邀请了 52 位具有不同背景的医护人员[1]参与交易。他获得了一笔补助金，并给了每名交易员 50 美元。利用这笔资金，他们根据美国疾病控制与预防中心之后发布的一份显示流感活跃情况的地图来购买和出售合约。例如，你可以在 1 月购买 2 月第 1 周的合约，该合约代表在爱荷华州有广泛的流感活动，并会在美国疾病控制与预防中心的流感地图上以红色显示。或者根据掌握的所有信息，你可能认为流感活动范围只是零星的（在地图上以绿色显示），那就可以购买代表绿色的合约。一份显示美国疾病控制与预防中心最终发布的实际流感水平的合约价值 1 美元。所有其他合约都毫无价值。

爱荷华州流感预测市场延续了几个流感季，并在早期取得了一定的成绩。它对美国疾病控制与预防中心公布的官方流感患者数量的预测准确率达到 90%[2]，尽管后来该数值有所下降。但是也存在问题。难以找到足够的对该项目感兴趣的

1　对福雷斯特·尼尔森的电话采访，2017 年 11 月 16 日。

2　P. M. Polgreen, F. D. Nelson, and G. R. Neumann, "Use of Prediction Markets to Forecast Infectious Disease Activity", *Clinical Infectious Diseases* 44, no. 2 (2007) : 272-79.

医生。大多数医生告诉尼尔森他们根本没有时间进行交易。而且项目资金不足，他无法再提供现金。因此，他采用了"流感美元"的虚拟货币形式，以维持该项目的运作。但那些参与该市场的人似乎厌倦了使用虚拟货币，导致参与率下降。尼尔森的一位合作研究人员去世了，另一位转移到其他研究领域。2012 年，爱荷华州流感预测市场停止了交易。

当我采访尼尔森时[1]，他已经退休了，正在得克萨斯州奥斯汀市安享晚年。"自 1988 年以来，它便是我的心头肉，"尼尔森告诉我，1988 年是他创办的总统预测市场首次运行的那一年。他承认，经营流感预测市场在时间和金钱方面的成本都很高，而且他对没有获得医学界的更大支持而感到沮丧。但他从不认为预测市场会取代传统的流感监测。相反，预测市场可以作为补充，为公共卫生官员提供另一个数据点。而且和所有父母一样，他仍为自己的"心头肉"感到骄傲。

谷歌搜索和医生的诊断报告都流向美国疾病控制与预防中心的一个下属机构：位于亚特兰大的国家免疫和呼吸疾病中心（the National Center for Immunization and Respiratory Diseases）。

1　对福雷斯特·尼尔森的电话采访，2017 年 11 月 16 日。

该中心包含流感部门，在里面工作的 300 名工作人员必须利用手边的数据预测、跟踪、推荐流感治疗方案；其中一些数据有用，一些存在缺陷，还有一些是两者兼而有之。

该部门依赖于临床实验室（例如我所在的位于华盛顿特区的医院的临床实验室）以及公共卫生实验室（例如位于费尔班克斯的那个）的工作。每周，美国各地约 2000 名医疗服务提供者——护士、医生以及他们的助手——会填写一份表格，向美国疾病控制与预防中心报告他们接诊的患有流感样疾病的病人数量[1]。这些来自抗击流感前线的报告颇为耗时但价值很高，但它在数据质量方面存在明显的局限。一名医生可能会报告"流感"，而另一名看到类似症状的医生可能会报告"发烧""肠胃炎""病毒综合征"——这些都是流感样疾病。当需要汇总数字并向美国疾病控制与预防中心报告流感样疾病活动时，电子病历可能包括这些诊断中的部分或全部，或根本不包括其中的内容。

美国疾病控制与预防中心还依靠医院实验室上报的流感检测数量，以及其中阳性病例的数量。你可能认为这些数据比检查电子病历更准确，但这里的流感真实发生率也可能会有所不同，具体取决于哪些患者进行了检测，以及诊所和医

---

1 D. Das et al., "Monitoring Over-the-Counter Medication Sales for Early Detection of Disease Outbreaks—New York City", *MMWR Supplements* 54（2005）: 4-46.

院的位置。有些医生只有在接诊病情严重的患者或癌症、艾滋病或其他并发症患者时，才会进行流感检测。在这种情况下，进行检测的患者总数是有限的，但阳性病例的数量却很高。或者可能得到相反的结果：其他医生——即使是在同一家医院——他们会对许多患者进行检测，而不仅仅是患有慢性疾病的患者。在这种情况下，样本量虽然非常大，但流感阳性病例的数量相对较少。在这两种情况之下，这些数字仅包括了那些选择去就诊的病人，以及那些选择对患者进行检测的医生。美国疾病控制与预防中心必须正确看待这些不完美的、有时相互矛盾的信息。

而且我们在这个过程中完全是被动的。这些数字只能说明已经发生的事情。收集数据以及向公众报告数据之间的时间间隔可能是几天、几周或更长的时间。这些数据或许能够表明流感造成的负担（在特定地方的影响），但它落后于流感的流行程度，即：实际的流感肆虐程度。它指明了流感在过去的状态，但并未指明流感在目前或将来的状态。例如，如果我在 11 月的第 1 周接诊了 3 名流感患者，第 2 周 9 名，第 3 周 30 名，那么我可以合理地估计，在 11 月的最后一周，我接诊的患者可能多达 70 名。基于此，我会为疫情暴发做好准备。但这些数据可能根本无法预测患者数量的增长。也许流感疫情在第 3 周达到顶峰，之后新病例数量将开始下降。如果事实真的如此，那么我的准备便毫无意义。

而这正是当前正在发生的情况。2018 年 1 月的前几周，确诊的流感病例数量突然大幅增加。患者数量已经达到顶峰还是会继续攀升呢？没人知道。与此同时，媒体继续将数据解读为流感大流行，忘记了 2009 年猪流感的教训。当那一次疫情结束时，实际流感死亡人数低于常规流感季。

———

统计和预测流感活动的难度巨大。谷歌流感趋势的尝试以失败告终，而现已解散的流感预测市场也并未提供独到见解。来自诊所和实验室的数据不完整，有时具有误导性。那么还有什么其他可行方案呢？

一种方法是完全跳过医院和医生的数据，更多地关注患者群体。因为，只有少数具有流感样症状的患者会咨询他们的医生或前往当地急诊科就诊，所以必须找到一种方法来发现那些留在家中或只是购买非处方药的大多数患者。像来德爱（Rite Aid）或西维斯（CVS）这样的全国性连锁药店，都存有关于它们前一天或前一周的流感药物销售数据。这些数据具有实时可用性，精确度近乎完美。它不依赖于诊断的主观判断或流感检测的决定，而是当流感正在发生时，将扫描所购药物的收银机与购买的产品数据库联系起来。它并不区分真正的流感和流感样疾病，但两者发生的概率通常是一致的。

111

事实上，纽约市卫生局已经采用这种策略来快速预测流感暴发。该部门在这方面的工作始于 1996 年，当时的重点是监测导致肠胃炎的介水传播疾病，首先接收的是关于止泻药销售的周报告，并很快扩展到跟踪流感样疾病的药物。纽约市卫生局任务艰巨，因为它估计至少有 400 种不同的感冒药物在售。幸运的是，它能够将药物范围缩小到最常用的 50 种左右，这些药物的描述中含有"流感"或"咳嗽"等词语。该项目还实时地收到了数据。几乎所有药店都把当天的销售情况在第二天报给了卫生局。

但当纽约市卫生局审查其在 3 年内监测早期流感的表现时，却感到失望。尽管药物监测系统反映了秋季和冬季流感病例的自然上升和下降，但它无法发现任何早期流感信号。谁也说不清这到底是为什么。也许人们在流感发生之前提前购买了药物，但之后流感并未发生。也许一个家庭的多个成员使用了同一种药物，因此购买的一个单位的药物并不代表只有一名病人。不管是什么原因，这种方法——在早期使用大数据，比使用传统方法更快地预测流感暴发——仍然没有奏效。尽管如此，纽约市卫生局最近加强了药店监控，目前对感冒和流感的非处方药和处方药均进行了监测。这些措施还扩大到曼哈顿以外的药店。纽约市卫生局目前能够掌握皇后区和布鲁克林区购买止咳糖浆或感冒药的居民数量。

马里兰州想出了另一种涉及公众的主意。2008 年，该州招募了一支由居民组成的流感追踪队伍。因为马里兰州居民流感跟踪调查项目的实施[1]，人们可以自愿在由该州健康和心理卫生局主办的网站上注册。他们每周回答一次几个关于他们或他们家庭成员是否有流感样症状的简单问题。这些数据直接来自源头，而且仅依赖于症状的存在，因此无须分析流感药物的销售量或在实验室发现的流感病毒检测呈阳性的患者数量。在第 1 年，超过 500 名马里兰州居民报名参加该项目，近一半的人每周回复一封提醒邮件。从那时起，该项目的参与者已增加到 2600 多名。

我便是参与者之一。我每周都会收到一封邮件。如果我家中没有人咳嗽、发烧或喉咙疼，那么我只需点击一个简单的链接，两秒钟便可完成。如果家庭成员具有流感样症状，所需时间会长一点。然后，马里兰州居民流感跟踪调查会询问具有流感样症状的人是否寻求了治疗，在他们生病前一周是否旅行过，或者是否因此影响了他们的日常活动。

虽然并非每个人都记得填写每周报告，但产生的数据与其他监测方法的数据非常接近。例如，在 2014—2015 年马里

1　参与者人数来自与斯蒂芬·斯坦利的邮件往来，他在马里兰州卫生局工作，2018 年 4 月 27 日获取，也可以参见"Maryland Influenza Sur-veillance Report: 2008-09 Influenza Season Summary"，Division of Communicable Disease Surveillance, Office of Epidemiology and Disease Control Programs, Maryland Department of Health and Mental Hygiene, 2009.

兰州流感季期间[1]，专业医护人员自愿报告的流感样疾病症状发病率为 1.6%；该州急诊科报告的发病率为 2.3%；由居民参与的马里兰州居民流感跟踪调查报告的发病率恰好处在前两个数值中间，为 1.9%。

马里兰州居民流感跟踪调查系统同样具有我们以上讨论的局限，居民报告的症状并非仅由流感引起。积极参与该项目的是热心的居民，他们以某种方式了解到这项调查，在线注册并每周报告他们家庭成员的症状。这个自愿参与的流感观察者群体在总人口中的典型程度如何？他们与波士顿市"颠簸的街道"App 用户相似吗？与马里兰州其他人群相比，该群体罹患流感样症状的概率更低还是更高？

我们不知道这些问题的答案。但我们知道，有些公民除了报告症状之外，还采取了更多的行动。他们太热衷于研究流感，以至于把它当成了职业、一种业余调查和学习的途径。互联网上到处都是草根流感群体。有些博客是由一个人维护的，通常具有非常具体的意图，而其他博客似乎更客观，只提供关于流感的具体信息而不对其做任何编辑。但是他们能实现一些大型科技公司和庞大的官僚机构无法做到的

1　"Influenza in Maryland. 2014-2015 Season Report", Division of Communicable Disease Surveillance, Office of Epidemiology and Disease Control Programs, Maryland Department of Health and Mental Hygiene, 2014.

事情吗？

　　莎伦·桑德斯（Sharon Sanders）是 FluTrackers.com 网站的主编[1]，她在位于佛罗里达州温特帕克市的家中办公。该网站虽然并不精致，但规模庞大，有数十个老式的聊天论坛专门讨论流感和其他传染病。2005 年暑期，小布什总统阅读了一本关于流感历史的书[2]。桑德斯大约就在那时候开始构思创建该网站，而它的外观和设计自此以后并未发生太大的变化。桑德斯没有医学背景，但很多年前，在她看到美国有线新闻网医学记者桑杰·古普塔（Sanjay Gupta）的电视片段后，便开始对流感着迷。古普塔刚刚采访了位于亚特兰大的美国疾病控制与预防中心，并解释了流感疫情的周期性特征。桑德斯之前没有听说过周期性流感，加之她生性好奇，想了解更多相关信息，因此用谷歌进行了搜索。（如果她在几年后进行搜索，其搜索记录会被谷歌流感趋势采用——尽管她并未感染流感。）

　　她找到了两个讨论网站（现已停止运行），即 Flu Wiki 和 CurEvents。人们在这些网站上就流感大流行的各个方面进行严谨的讨论，包括准备工作、医护工作者、1918 年流感大流

1　相关的引述和信息来自对桑德斯的电话采访，2017 年 4 月 24 日，也来自和他后续的邮件往来。

2　Warren Vieth, "Bush Salts His Summer with Eclectic Reading List", *Los Angeles Times*，2005 年 8 月 16 日，可以从以下网站获悉：http://articles.latimes.com/2005/aug/16/nation/na-bushread16，2018 年 5 月 2 日登录。

行数据、医学因素和传统医学。桑德斯回忆起一次特别激烈的讨论，是关于迁徙野生鸟类是否会传播流感的话题。参与的讨论人员有的是野生动物支持者，有的是具有科学背景的人士，他们形成了不同的阵营。然后情况变得很糟糕。讨论的主题后来转变为购买枪支用于个人保护以及其他与流感无关的话题。桑德斯对此忍无可忍，但此时她已经迷上了流感这个话题。

"很明显，建立新网站是打造更加严肃的网络环境的唯一途径，"她说，"而这正是我们所做的。"她与通过 CurEvents 认识的一些人成了网络好友。2006 年 2 月，她与两位同道中人——一名软件工程师和一名植物学家——一起推出了 FluTrackers。"我们实际上只是关注流感问题的普通公民，没有任何医学背景。"桑德斯表示。

我支持民众加入流感监测的活动，但对于像桑德斯创办的网站等大型项目，是不是应该实施一定的质量控制呢？桑德斯有自己独特的观点，她认为在公众中找出她所谓的"尚待发掘的人才"大有裨益。桑德斯的网站上展示的是美国疾病控制与预防中心和世界卫生组织发布的最新流感信息。"我们的规则很简单，"她说，"禁止互相抨击、言论暴力、讨论政治问题以及宗教辩论。应尊重他人。我们是一个精品网站，一个只供少数希望探索疾病传播尤其是流感疾病传播的网友使用的网站……我们以认真的态度进行探讨，并且乐在其中。"

在网站成立的几周内，几位科学家也加入进来，其中大多数是匿名登录。桑德斯可以通过他们的邮件地址证明他们的资历。他们发布了他们认为其他人可能喜欢的新闻和科学论文。负责报道流感的记者也加入进来，但他们几乎都使用了假名。当时（现在也一样），保持匿名状态对于访问该网站和许多其他网站的人来说极为重要。已停止运行的 Flu Wiki 网站的创始人在很多年里一直是匿名登录。现在，几乎所有登录 FluTrackers 的专业人士和新成员都是匿名的。

随着时间的推移，网站的访问量不断增加，FluTrackers 将重点扩展到了其他传染病。跟踪流感疫情只是该网站的一项任务。它还报告最新的学术论文、会议记录和专家演讲。但它最大的一个亮点是全球覆盖范围：该网站在 2017 年前 10 个月内的页面浏览量接近 1800 万次。1800 万次！人们竟然如此关注流感！ FluTrackers 不仅收集信息，还通过信息传播来进行公众教育。由于拥有如此庞大的用户群体，它甚至被邀请参加美国卫生和公共服务部举办的桌面演习。这些演习评估了在流感大流行期间，在线媒体如何帮助向公众传播信息。对于一家只关注流感信息的本土网站来说，这是一项很大的成就。桑德斯也这么认为。"我知道，一个只存在于网络空间的、由一群有着特殊业余爱好的志愿者组成的国际团体能有如此突出的表现，似乎不太可能，"她坦诚地表示，"但经过了这么多年发展，我们确实做到了。"

FluTrackers 翻译了许多外国新闻稿，并被美国疾病控制与预防中心、世界卫生组织和许多其他机构采用。在一封邮件中[1]，桑德斯告诉我，"许多美国政府机构每天都会登录 FluTrackers，看看我们有什么发现。"由于其大部分成员具有国际性和基层性，因此该网站通常能够在那些规模更大但灵活性更低的组织之前报告疫情的暴发。桑德斯特别关注中文和阿拉伯语资料，在翻译机的帮助下进行解读。她还学会了寻找各个国家特有的流感活动指标。在媒体受到严格控制的国家尤其需要这种做法。例如，桑德斯曾经了解到，在埃及的一个特定省份，医护工作者正在挨家挨户地分发关于 H5N1 流感的小册子，这可能表明那里的流感病例有所增加。桑德斯还追踪了"异常频繁"的报道，这些报道称埃及的家禽养殖场被电器火灾所摧毁。由于政府没有赔偿养殖户因禽流感而造成的养鸡损失，她怀疑——尽管她没有确凿的证据——一些养殖户在制造火灾以获得保险赔付并保护自己免于破产。仅在一个省份，一天内便发生了 3 起家禽养殖场火灾事故。因此，埃及媒体报道的家禽养殖场火灾事故越多，禽流感上升的可能性就越大。

FluTrackers 对诸如此类的指标特别感兴趣，因为它们可能

---

1 2017 年 11 月 16 日的邮件。

提供关于何时会发生新的流感疫情的线索。桑德斯将这项研究与美国疾病控制与预防中心或世界卫生组织的流感报告进行了比较，这些报告显示了流感曾经发生的地点，但没有指明流感可能将会在哪里发生。当然，也有可能出错，但她已经学会了接受自己犯的错误。"我们可能犯错，"她说，"但我们的工作态度却是非常认真的。"

虽然FluTrackers没有专人负责事实核查，但发帖人发布任何帖子都需要提供原始新闻来源的链接，除非他们这样做具有危险性。对于那些在埃及等国家向该网站上传信息的人来说，这种危险真实存在，因为在这些国家新闻媒体是受到严格管控的。

桑德斯告诉我，与许多关注传染病的博客网站不同，她的网站是非政治性的，没有任何意图，只是向公众提供信息。获取这些信息的成本仅为每月50美元。令她非常自豪的是，该网站没有从企业、政府或别有意图的人那里获取资金。

对于是否会很快暴发类似1918年流感大流行那样的疫情，桑德斯尚未做出定论。她指出，人源化新型流感病毒比以往任何时候都多，但尚不清楚这是否预示着会暴发新的流感疫情。令她感到惊讶的是，在东南亚发现的新型禽流感病毒尚未造成流感大流行。恐怖的是，其中一些病毒的致死率超过50%。对于美国在过去10年间对流感大流行预防工作缺乏关注的做法，桑德斯持批评态度，并对许多流感专家从公共服务部门退休这一情况感到悲伤。她担心，人们缺乏流感知识将极大地降低联邦政府未来为应对流感大流行而采取的措施的有效性。

FluTrackers 令人印象深刻，但也存在自身的局限性和监督问题。该网站报告了疑似发生流感的地方，但并非总是能够确认是否真的发生了流感。公共卫生领域的工作人员面临的挑战是如何处理该网站收集的大量信息。肺炎报告是否表明流感感染的并发症有所增加？如果埃及媒体报道了家禽养殖场火灾事故增加，我们应如何针对这些信息采取行动？我们是否应该针对最近一次暴发的禽流感疫情生产更多的疫苗？还是应该在加快疫苗生产之前获取更多数据？我们真正能够从数据点获得的信息量是有限的。它们通常只会产生更多问题。

美国疾病控制与预防中心或世界卫生组织等此类机构仍然是搜集流感同比上升或下降数据的最佳地点。这些信息以及疫苗接种的数量也为我们衡量预防工作的成效提供了依据。根据统计速度的快慢，州或市政府当局可能会依据这些数据来帮助卫生官员确定向公众发布的信息的内容。

尽管如此，我们仍然没有准确的方法来推测每个季节会有多少流感病例发生。我们不能仅依靠谷歌这样庞大的数据驱动型公司来为我们解决问题，也不能只依赖公众力量，甚至美国疾病控制与预防中心的数据也存在局限。流感病毒是一种最原始的有机体，但我们的先进技术似乎对其毫无作用。我们甚至无法回答关于流感的一个最重要的问题：为什么流感患者数量随季节变化而变化？

7

你的晚间流感预报

我第一次听说满月效应（the full moon effect）是在波士顿参加急诊医生培训的时候。该理论认为，与月亮渐圆或渐缺时相比，在满月时，急诊室会接诊到更多有精神问题的患者。人类很早便发现了心理健康与月亮之间的关系。英语里的"疯子"（lunatic）一词源于拉丁语 lunaticus，意思是"被月亮击中"。满月效应甚至成了学术研究的主题。至少有 5 个研究团队探究了月相与急诊患者数量之间的相关性[1]，但是未发现它们之间存在关联性的任何证据。然而，不争的事实是，在满月时，被救护车送往急诊科的患者数量异常的多，急诊科工作人员也格外忙碌。

急诊科的工作节奏和忙碌程度是可以预测的。临近中午之前，急诊科通常都很安静。最繁忙的时间是从中午到晚上

1　参见, S. Kamat et al., "Pediatric Psychiatric Emergency Department Visits during a Full Moon", *Pediatric Emergency Care* 30, no. 12（2014）: 875-78.

10 点。如前所述，在感恩节和圣诞节当天，很少有患者来就诊。黑色星期五则恰恰相反，急诊科里人满为患。我在市中心急诊室工作时，夏季是伤人事件的高发季节。户外活动更为频繁，人群聚集的地方增多，饮酒量也随之上升。"如果天气进入'烧烤模式'了，"在我缝合一位患者胸部的刀伤时，他这样告诉我："会让人热得想拿刀捅人。"

流感同样是可以预测的，而这也是它神秘的一点。流感的暴发极具规律性，但我们并不了解其中的原因。它在秋季和冬季出现，然后像熊冬眠一样，在春天消失不见。其他传染病也有季节性[1]。脊髓灰质炎疫情在夏季出现。麻疹病例数量也会随季节而变化。通过接种疫苗，这些疾病几乎已被根除，但流感仍然是一种顽疾，使我们陷入一种虚假的安全感中。在 1918 年流感大流行的初期便发生了这一情况。

1918 年 9 月，《美国医学会杂志》（*The Journal of the American Medical Association*）指出，在美国的几个城市和许多军营都暴发了一种新的、更具毒性的流感。专家建议人们保持冷静。此次暴发似乎遵循了通常的流感模式，而且第一波疫情几乎已经从盟军部队消失。由于流感具有季节性，它将在春季

---

1 M. Oshinsky, *Polio: An American Story*（Oxford: Oxford University Press，2005），9-10; N. B. Mantilla-Beniers et al.，"Decreasing Stochasticity Through Enhanced Seasonality in Measles Epidemics"，*Journal of the Royal Society Interface* 7，no. 46（2009）：727-39.

消失。

《美国医学会杂志》指出，"此次流感不应该引起更大的重视"[1]，也不应该"引发与通常的流感相比更大的恐惧"。1918 年流感大流行的模式具有流感的典型特征，但致死率却异常的高。

为什么存在流感季？为什么夏天患流感的概率很低？长期以来，人们一直怀疑流感的传播取决于气候。一些科学家认为，空气在大气层外缘流动的方式可能会影响流感的季节性特征[2]，使更多的病毒颗粒扩散到我们呼吸的空气中。除了大气变化之外，其他研究人员还关注了湿度对流感季节性的影响。

值得注意的是，流感并非在所有地方都存在季节性特征。在热带地区[3]，便不存在流感季，流感在全年一般都处于较低水平，尽管有些地方在雨季会出现峰值。只有在温带地区，

1　"The Epidemic of Influenza", *JAMA* 71, no. 13（1918）：1063-64. 虽然确实在大流行期间出现了好几波不同的流感疫情，但是疾病的整体趋势还是遵循一般的规律，即：秋冬之后出现发病高峰期。

2　G. W. Hammond, R. L. Raddatz, and D. E. Gelskey, "Impact of Atmospheric Dispersion and Transport of Viral Aerosolson the Epidemiology of Influenza", *Reviews of Infectious Diseases* 11, no. 3（1989）：494-97. "气化了的流感病毒经大气层的长距离转运，并且，大气循环模式的季节性变化会导致有规律的流感活动的年度循环。"这个假设是作为一个抛砖引玉的例子提出来的，作者似乎并没有打算说服谁。

3　S. Hirve et al., "Influenza Seasonality in the Tropics and Subtropics—When to Vaccinate?", *PLoS One* 11, no. 4（2016）：e0153003.

流感患者数量才会随季节变化而上升或下降。这些地区位于热带地区的北部和南部，一直延伸到北极和南极。在欧洲、加拿大、美国、俄罗斯、北非和澳大利亚南端的大部分地方，气温差别很大。距离热带地区越远，冬季和夏季气候变化就越大，流感病毒的季节性就越明显。

关于流感季的存在的多种阐释理论中，最著名要数"室内传染理论"（indoor contagion theory）。根据该理论，在冬天，人们大部分时间待在室内，而且人与人之间密切接触的概率更高。舒适的环境和近距离的接触促进了病毒传播，使流感病例数量上升。这在学校和大学校园中最为明显；在那里，年轻人住在一起，在较小的范围内生活、学习、活动。

许多网站采用该理论作为对流感季节性的解释。这一事实进一步说明，我们要对互联网上的信息持谨慎态度。这种解释听上去似乎很有道理，但当你仔细推敲时，便会发现许多问题[1]。对于大多数西方成年人来说，我们与他人一起待在室内时间并不随季节而变化。我们全年上班。如果天气暖和，我们会出去吃午饭，但除此之外，我们的社交活动量不会变化。学生于 8 月或 9 月初返校，但与其他人群一样，他们会在 11 月开始出现疼痛和发烧症状。我们在夏季使用公共交通

1　J. J. Cannell et al., "Epidemic Influenza and Vitamin D", *Epidemiology & Infection* 134, no. 6（2006）: 1129-40.

的频率高于冬季[1]，从而更容易接触打喷嚏或咳嗽的人。然而，夏季却很少有流感病例。这实在令人费解。英国病毒学家克里斯托弗·安德鲁斯（Christopher Andrews）写道："如果密切接触是导致流感的唯一因素，那么伦敦交通系统将在全年都会造成疫情的暴发[2]。"安德鲁斯是 1933 年首次发现人类甲型流感病毒团队的成员。邮轮全年都在运营，尽管乘客之间存在密切接触，但邮轮上的流感模式与陆地上的流感模式并无差别。

英国天体物理学家弗雷德·霍伊尔（Fred Hoyle）认为，流感与太阳黑子有关；太阳黑子是太阳磁场的爆发，会使太阳表面变色。可以肯定的是，霍伊尔是一位颇具争议的理论家。他曾经认为，病毒和细菌不是在地球上进化而来，而是通过彗星到达地球——就像搭便车一样[3]。霍伊尔驳斥了得到广泛认同的大爆炸理论，相信始终存在一个处于稳定状态的宇宙[4]。因此，他提出流感大流行与太阳活动有关并

1　Y. Yang, A. V. Diez Roux, andC. R. Bingham, "Variability and Seasonality of Active Transportation in USA: Evidence from the 2001 NHTS," *International Journal of Behavioral Nutrition and Physical Activity* 8（2011）: 96. 原因不明，但有可能与我们使用公共交通来度假有关。

2　C. Andrews, *The Common Cold*（New York: W.W. Norton, 1965）, 137.

3　Fred Hoyle and Chandra Wickramasinghe, *Evolution from Space: A Theory of Cosmic Creationism*（New York: Simon & Schuster, 1982）.

4　Simon Mitton, *Fred Hoyle: A Lifein Science*, pbk. ed.（Cambridge: Cambridge University Press, 2011）.

不奇怪。1990年，他在著名的科学期刊《自然》上发表了一篇文章[1]，指出了太阳黑子活动与流感暴发之间的关系。他推测这两者之间可能存在关联。霍伊尔指出，英国最近的一次流感疫情与有史以来最大的一次太阳黑子爆发在时间上一致，并提供了一张显示全球流感大流行与太阳黑子活动之间关系的图表。太阳黑子周期中的每个峰值都伴随着流感大流行。霍伊尔认为，来自太阳的强烈电子耀斑进入地球轨道，从而可能使带电病毒颗粒从较高的大气层扩散到我们的鼻孔中。

你很可能对这一观点不屑一顾，但请以科学之名保持耐心。太阳活动的增加确实会对地球产生影响。用美国国家航空航天局（NASA）的话来说[2]，如果太阳活动能够"使电网中的变压器爆炸"，那么我们难道不应该至少考虑一下霍伊尔的观点吗？既然我们可以预测增强的太阳活动的周期，那么我们是否应该将其应用于对流感季节性的解释？太阳黑子理论的一个主要问题是，流感大流行的定义具有过高的主观性；

1　Fred Hoyle and N. C. Wickramasinghe, "Sunspots and Influenza", *Nature* 343, no. 6256（1990）: 304. 霍伊尔承认他并非第一个注意到太阳活动与流感暴发之间关系的人。这个荣誉应该归于另一个英国人——罗伯特·霍普－辛普森（Robert Hope-Simpson），参见 R. E. Hope-Simpson, "Sunspots and flu:a correlation", *Nature* 265, no. 5676（1978）: 86.

2　"Impacts of Strong Solar Flares", NASA. Accessed April 29, 2018. https://www.nasa.gov/mission_pages/sunearth/news/flareimpacts.html.

因此人们可以随意对其下定义，以适应任何模型[1]或论证。所以，霍伊尔的理论仍然处于边缘地带。这并不奇怪。对于流感季节性的解释，流行病学家并不太关心太阳黑子，而是更关注太阳光以及它控制人体内维生素 D 水平的方式。

维生素 D 理论，与冬季的免疫功能丧失有关。在北半球的冬季，太阳在天空中处于较低的角度，导致日照时间减少。因此，人体内产生较少的褪黑激素和维生素 D，从而导致免疫力下降，患病以及感染流感的概率上升。换句话说，流感疫情可能与白天的长短和我们接受日照的时长有关。

维生素 D 对我们的健康至关重要。虽然可以从饮食中摄取部分维生素 D，但人体中的大部分维生素 D 都来自阳光。在人体合成一种叫作 7- 脱氢胆固醇（7-dehydrocholesterol）的胆固醇后，它会被运送到皮肤，在阳光中的紫外线照射下转化为维生素 D[2]。维生素 D 可以促进白细胞对抗入侵的微生物。一些被称为巨噬细胞和自然杀伤细胞的白细胞将肽和细胞因子释放到感染了流感病毒或细菌的细胞中。如果没有维生素 D，作为免疫系统核心的这些白细胞便不能很好地发挥作用。实际上，它们可能根本发挥不了作用。如果自然杀伤

1　A. von Alvensleben, "Influenza according to Hoyle", *Nature* 344（1990）: 374.

2　正是因为这个发现，德国化学家阿道夫·O.R. 温道斯（Adolf .O.R.Windaus）获得了 1928 年的诺贝尔奖。

细胞不能发挥作用，我们便很容易受到各种病毒性和细菌性疾病的侵害。

在冬季光照时间极短的地方会发生什么呢？我在伦敦长大。在伦敦阴沉的冬季里，太阳可能早上8点才升起，而下午4点便已落山。在黑暗中上下学不仅令人沮丧，对我的免疫系统也造成威胁。英国人的维生素D水平低于那些生活在阳光充足的地方的人。从某种程度上说，阴暗的冬季的死亡人数是夏季的两倍[1]。这个问题对英国的老年人[2]来说尤其严重。他们的长袖衣服虽然可以抵御寒冷，但却使他们无法接触阳光。低维生素D水平在非裔美国人中也比像我一样面色苍白的英国人中更为常见[3]。事实上，他们的维生素D水平可能是我们的七分之一甚至更低，因为他们皮肤中的黑色素会降低阳光将7-脱氢胆固醇转化为维生素D的能力。我们不知道这是否会导致非裔美国人流感发病率的提高，但他们的肺炎和流感死亡率比白人高10个百分点[4]。这一事实也印证了我们观察得出的观点：维生素D、阳光以及人体与阳光之

1 Cannell et al., "Epidemic Influenza and Vitamin D".

2 V. Hirani and P. Primatesta, "Vitamin D Concentrations among People Aged 65 Years and Over Living in Private Households and Institutions in England: Population Survey", *Age and Ageing* 34 (2006) :485-91.

3 A. Zadshir et al., "The Prevalence of Hypovitaminosis D among U.S. Adults: Data from the NHANES III", *Ethnicity & Disease* 15, no. 4, suppl. 5(2005) : s5-97-101.

4 Cannell et al., "Epidemic Influenza and Vitamin D".

间的关系在改变人体免疫反应中发挥的重要作用。

40年前，苏联的研究人员提出以下假设：生活在遥远北方的俄罗斯人在光照时间很短的冬季比在光照时间长的夏季更容易感染流感病毒。为了验证这一假设，他们给两组患者接种了含有弱化病毒的流感疫苗。一组患者在夏天接种了疫苗；另一组患者在冬天接种了疫苗，因为他们住在北极圈附近，因此光照极少。他们发现，在冬季接种疫苗的患者因疫苗的副作用而发烧的可能性，是另一组患者的8倍[1]。光照量的减少使人体产生较少的维生素D，导致免疫系统的功能减弱，因而流感疫苗会产生更多的副作用。

维生素D可以使我们的免疫系统功能良好运转，那么我们在饮食中补充额外的维生素D就能完全预防流感吗？也许可以。在一项实验中，研究人员让日本的两组小学生分别服用维生素D补充剂和安慰剂[2]。服用维生素D的那一组感染流感的概率明显减少。然而，针对健康的新西兰成年人展开的类似研

---

1 A. S. Shadrin, I. G. Marinich, and L. Y. Taros, "Experimental and Epidemiological Estimation of Seasonal and Climato-geographical Features of Non-specific Resistance of the Organism to Influenza", *Journal of Hygiene, Epidemiology, Microbiology, and Immunology* 21, no. 2 (1977): 155-61.

2 M. Urashima et al., "Randomized Trial of Vitamin D Supplementation to Prevent Seasonal Influenza A in Schoolchildren", *American Journal of Clinical Nutrition* 91, no. 5 (2010): 1255-60.

究未发现病毒感染数量有任何减少[1]。老年人补充额外的维生素
D[2]，并没有改善他们对流感疫苗的免疫反应，这非常令人失望
（尤其是对于英国的老年人来说）。面对这些相互矛盾的研究，
临床医生可以将所有结果汇集在一起，然后进行分析。这称为
统合分析（meta-analysis）。有一项统合分析汇总了 11 项维生
素 D 研究的结果[3]。分析表明，维生素 D 确实能够有效减少流
感样疾病的数量，但不能保证人们可以完全阻止其发生。换言

---

1   D. R. Murdoch et al., "Effect of Vitamin D3 Supplementation on Upper
Respiratory Tract Infections in Healthy Adults:The Vidaris Randomized
Controlled Trial", *JAMA* 308, no. 13（2012）:1333-39. 有一篇题为《预防
和治疗上呼吸道感染对健康成年人无效》（ineffective for preventing or treating
upper respiratory tract infections in healthy adults）的社论建议把维生素 D 加
入治疗清单里。这个治疗清单包括："紫锥花、锌、蒸汽吸入装置、维生素 C、蒜、
抗组胺药、中草药、鼻内给药的糖皮质激素、鼻内给药的异丙托溴铵、天竺葵草
本提取物和洗鼻盐水……"参见 J. A. Linder, "Vitamin D and the Cure for the
Common Cold", *JAMA* 308, no. 13（2012）:1375-76.

2   Abhimanyu and A. K.Coussens, "The Role of UV Radiation and Vitamin D
in the Seasonality and Outcomes of Infectious Disease", *Photochemical and
Photobiological Sciences* 16, no. 3（2017）: 314-38. 这不仅仅是指英国的老年人。
2010 年，某药物研究所的研究成果表明："在太阳下暴露目前能够向北美居民提供足够
的维生素 D。数据显示，绝大多数人并不缺乏维生素 D，然而一些群体——尤其是那
些年纪较大，或者生活在晒不到阳光的院子里的人，或有皮肤色素沉积症的人群——
有无法获得足够多的维生素 D 的风险。"参见他们的报告摘要："Dietary Reference
Intakes for Calcium and Vitamin D", Institute of Medicine, 2010 年 11 月, http://
www.nationalacademies.org/hmd/~/media/Files/Report%20Files/2010/Dietary-
Reference-Intakes-for-Calcium-and-Vitamin-D/Vitamin%20D%20and%20
Calcium%202010%20Report%20Brief.pdf.

3   P. Bergman et al., "Vitamin D and Respiratory Tract Infections: A
Systematic Review and Meta-analysis of Randomized Controlled Trials",
PLoS One 8, no. 6（2013）: e65835.

之，你可以摄入大量的维生素 D，但仍然会感染流感。

维生素 D 理论认为，流感的季节性特征不是由病毒的特征造成的，而是由我们人体免疫系统的特征造成的。如果我们能够实现人体对流感病毒的全年性防御，那么冬季流感患者的数量便不会增加。与此相反，一些研究人员认为，一些与人体免疫系统或太阳无关的因素能够最好地解释流感的季节性特征，比如天气。

————

哥伦比亚大学的流行病学家杰夫·沙曼（Jeff Shaman）使用计算机模型来预测下一个流感热点地区。他最初是一名地球物理学家，转而研究免疫学，后来从事气候和大气科学研究。他的博士论文是关于模拟蚊媒疾病的传播及其与天气的关系。正是在调查西尼罗河病毒（West Nile virus）的传播时，他开始关注不那么奇特但更常见的流感病毒，以及它如何受湿度的影响。

2007 年，来自纽约西奈山医学院的一个团队研究了冷空气和湿度在流感病毒传播中的作用[1]。他们把豚鼠作为研究对象。豚鼠非常容易受到人流感病毒的感染。研究人员首先将装有受到感染的豚鼠的笼子放在装有未受感染的豚鼠的笼子

1　A. C. Lowen et al., "Influenza Virus Transmission Is Dependent on Relative Humidity and Temperature", *PLoS Pathogens* 3, no. 10（2007）: 1470-76.

旁边，然后将空气从受到感染的豚鼠一侧吹向未受感染的豚鼠一侧，并同时改变温度和湿度[1]。他们发现，当温度和湿度都很低时，疾病传播的概率很高。然而随着湿度和温度的升高，病毒变得不易传播。事实上，一旦温度达到86华氏度（30摄氏度），流感病毒根本不会传播。未受感染的豚鼠保持了快乐、健康的状态[2]。

1　有两种测量湿度的方法：相对和绝对。相对湿度是你听天气预报时所听的。它的测量方法是将一定体积大气中所含的水分与相同体积内的颗粒物环境完全浸润所需要的水分的比值。当天气预报告诉你室外湿度时，它所指的就是这个意思。如果大气中的水分含量不变，随着温度升高，湿度降低。在冬天，空气更冷，锁水能力下降。所以，冬天的相对湿度会更高。沙曼和他在哥伦比亚大学的研究小组关注绝对湿度，所测的是在一个不考虑其他变量的特定时期的特定大气环境里的水含量。通过关注绝对湿度，研究者可以把气温这个变量剔除。这种方式能够更好地反映室内和室外的湿度是相关联的。在家里，绝对湿度和室外的绝对湿度有很好的相关性，反之，两者的相关性很弱。参见 J. L. Nguyen, J. Schwartz, and D. W. Dockery, "The Relationship between Indoor and OutdoorTemperature, Apparent Temperature, Relative Humidity, and Absolute Humidity", *Indoor Air* 24, no. 1（2014）: 103-12. 提示：这个研究的样本只有16例家庭。

2　几内亚猪也是1918年流感大流行的受害者。1918年9月，在科迪军营（Camp Cody）——这是一个在新墨西哥州的军事基地，暴发了一场持续了3个月的流感。到流感结束时，基地医院收治了超过3000例患者，超过了所有驻地部队人数的1/4以上。5名护士和差不多250名士兵死亡。在一份关于此次流感暴发的报告中，作者们描述了被感染士兵的体温、血细胞计数，以及尿液分析，但是他们绕了一段没有预料到的远路。他们记录了在1918年流感到达军营之后很短时间内几内亚猪开始死亡。起先，医生们认为它们死于食物中毒，但是在尸检时，他们发现了"肺炎的明显信号"。这些动物经受了和士兵一样的病痛。"在此期间，"他们写道："这些病猪打寒战，毛竖起来，在猪圈的角落里挤在一起，只在进食时挪动身体，这种状态一直持续到死亡之前。呼吸急促、喘息。猪的特征性尖叫声几乎听不到。这些动物很明显处在昏昏沉沉的状态，且昏迷程度慢慢加深，直到死亡。在死亡前，这些动物会翻个身，起身一两次，然后使劲儿再做一次，在15-30分钟内，它会死去。"参见 Frederick Lamb and Edward Brannin, "The Epidemic Respiratory Infectionat Camp Cody N.M.", *JAMA* 72, no. 15（1919）: 1056-62.

在这一发现的影响下，沙曼开始研究湿度对流感的影响，并建立了计算机模拟以预测下一次流感暴发的地方。美国疾病控制与预防中心的科学家也对湿度和流感传播之间的关系感兴趣。在一项实验中，他们使用"由计算机控制的线性马达驱动的金属波纹管"制造了模拟咳嗽机[1]。他们在"咳嗽机"中装满各种大小的流感病毒颗粒，并将其对准嘴部换为颗粒计数器的一个人体模型。他们首先记录传播的病毒量，然后改变房间的湿度并重复此次实验。在低湿度环境中，病毒颗粒保持传染性的时间长度比在高湿度环境中多出5倍。因此，保持高湿度在理论上可以减少空气中的流感病毒数量。但实际上，使用加湿器来对抗流感并不可行。尽管一部分人能够安装并使用加湿器，但加湿器的总体使用率却非常低。对于预算紧张的人来说，购买加湿器远非在他们的考虑范围之内。室内公共场所极少安装加湿器，然而我们大部分是在这些场所接触那些咳嗽和打喷嚏的人。

如果湿度有助于解释流感的季节性特征，而天气预报也会报道空气湿度，那么我们能否根据天气来预测流感的暴发？这中间存在很大的挑战性，因为流感的传播取决于许多因素，而且每种因素都以不可预测的方式发生变化。在一篇关于该主题的学术论文中，沙曼和一位同事写道，"传染病的动态是

---

1 J. D. Noti et al., "High Humidity Leads to Loss of Infectious Influenza Virus from Simulated Coughs", *PLoSOne* 8, no. 2（2013）: e57485.

非线性的[1]，在本质上是混乱的。"任何学术期刊都不会刊登学
者所写的对传染病传播方式轻易下结论的论文。传染病的传
播没有简单的规律可循。

虽然天气预报也是非线性的，但我们已将其纳入日常生
活中。天气预报也遵循非常复杂的规则并具有变量。因此，
准确预测下周天气也极其困难。流感预测的构成要素与天气
预报相似。天气预报需要跟踪云的形成，而流感预测需要测
量湿度。我们无须了解热量在大气层中运动的方式，而是研
究流感如何在人群中流动。流感预测不依赖于雷达和卫星，
而是依赖于微生物等效物——由急诊科和医生办公室提供的
咽喉细菌检查和快速流感检测。因此，流感预测人员能够实
时了解流感。电视天气预报员能够利用实时雷达进行天气预
报，流感预测人员会根据现有的实际观察结果报告流感情况，
并不断重新校准。

风暴警报会预测两三种可能的风暴路径，每条路径具有
不同的可能性。这被称为集合预报（ensemble forecasting）[2]。集
合预报包含数十个或数百个数据点，每个数据点的预测结果
可能会略有不同，但是当它们组合起来时，便能产生最可能

1　J. Shaman and A. Karspeck, "Forecasting Seasonal Outbreaks of
Influenza", *Proceedings of the National Academies of Science* 109, no. 50
（2012）: 20425-30.
2　同上。

和最不可能的情况，以及某些中间情况。目前，流感预测人员可以对流感季可能发生的情况进行集合预测。最终预测结果包括一些可能的情况及其发生的可能性。

在 2012 年秋天的流感季期间，沙曼和他的同事通过他们的预测模型预估了美国 108 个城市的流感传播情况，并制作了每周实时流感预测。起初，预测似乎并没有用。这些预测的总体准确度非常低。如果是天气预报员给出这样的预测，你可能会换台。但随着他们从现场添加了更多数据，该模型得以迅速改善。到此次流感季结束时，该团队的天气模型的流感预测准确率约为 75%[1]。这一结果并不完美，但它的表现远胜于仅基于历史数据的预测。

沙曼对流感的成功预测引起了位于亚特兰大的美国疾病控制与预防中心的关注。2014 年，该中心宣布沙曼成为其主办的"预测流感季挑战赛"[2]的获胜者，沙曼因此获得了 7.5 万美元奖金。基于这些成功的经验，沙曼对流感预测的未来抱有很大的期望。他希望在流感季，在 10 点新闻中播出天气预报的同时，也可以播出晚间流感预报。这种想法并不奇怪。毕竟电视天气报告一直都包含花粉指数和空气污染警报。

1　J. Shaman et al., "Real-Time Influenza Forecasts during the 2012-2013 Season", *Nature Communications* 4（2013）: 2837.

2　"CDC Announces Winner of the 'Predict the Influenza Season Challenge'", Centers for Disease Control and Prevention. Accessed April 20, 2017. https://www.cdc.gov/flu/news/predictflu-challenge-winner.htm.

作为一名急诊医生，我不确定流感预测对我有什么作用。如果天气预报说降水概率约为80%，我出门时会带伞。但是如果根据流感预测，流感季在一周内达到峰值的概率为80%，我又能做些什么呢？

通过准确的流感预测，沙曼希望医院改变其人员配置的模式，如果情况非常糟糕，则可以准备额外的设备，如呼吸机。在一般的流感季，医院完全可以应对少量增加的由流感并发症引起呼吸衰竭的患者。但如果发生了诸如1918年流感大流行那样的疫情，医院里会出现大量需要治疗的患者。

假设在亚特兰大大都会区发生了持续8周的流感大流行。在疫情暴发的高峰期，估计每周有2000名患者需要住院，而亚特兰大重症监护病房中超过四分之三的床位将被流感患者占用。除了出于其他原因在重症监护病房接受治疗的患者所需的呼吸机之外，将近一半的现有呼吸机将会用在流感病情最严重的患者身上[1]。此时，沙曼的流感预测方法可能会发挥巨大的作用。因为它预测了可能的病例数量以及流感大流行

129

---

1 这些数据来自 X. Zhang, M. I.Meltzer, and P. M. Wortley, "Flu Surge—a Tool to Estimate Demand for Hospital Services During the Next Pandemic Influenza", *Medical Decision Making* 26, no. 6（2006）: 617-23. 它假设一个流感大流行持续了8周，波及25%的人口。如果持续3个月，波及人口达1/3，那后果将会更糟糕，需要85%的呼吸机来支持最虚弱的流感患者。作者来自亚特兰大的疾控中心，这可能是为什么他们的数据基于该城市的原因。他们创造的用来进行估算的工具叫作 FluSurge，目前是开放使用的。但是需要提醒的是，这个数据是会引起恐慌的。

达到峰值的时间，从而使医院管理人员和公共卫生官员有时间提前作计划安排。

这个方法本身很好，但是由于医院的管理方式问题，我对它能否发挥作用持怀疑态度。我已经在急诊科工作了多年，但医院从未对自身的人员配置或药物供应模式作出任何改变，以应对非常严重的流感疫情。医院很少采取这些措施，因为它们要么非常昂贵，要么不切实际，或两者兼而有之。医院应该取消哪些手术，以便在重症监护室为可能根本不会来的流感患者预留床位？许多急诊科已经是在以最大负荷运行，而且医院缺少护士[1]。没有太多额外空间来摆放更多的病床。医院病床就像飞机座位：如果病床闲置，便不会产生任何收入。因此，医院会尽量让病床使用率达到或接近100%。要求医院为尚未发生的流感疫情预留床位及工作人员，就像要求航空公司为可能不会登机的乘客预留10排座位一样。

公共卫生官员对沙曼的流感预报持怀疑态度。他们认为沙曼应该放弃这个想法，鼓励人们接种疫苗便足够了。但沙曼认为，他的流感预报可以针对易感人群，并有助于提高美

---

[1] 有许多学术文献报道了护士短缺问题，但是不连贯。劳动统计局（The Bureau of Labor Statistics）指出，近期进入市场的护士数量有所上升，导致这个职业出现了竞争，但只是在某些地区。"Registered Nurses", United States Department of Labor. Accessed April 29 2017. https://www.bls.gov/ooh/healthcare/registered-nurses.htm#tab-6.

国的疫苗接种率[1]（在成年人中，这一数值约为 40%）。接种疫苗之后，免疫系统需要几周时间才能激发足够的免疫反应。时机至关重要。如果鼓励人们进行免疫接种的公共卫生运动是基于当年流感疫情的实际风险，其效果可能会更好。

我们也可以从恶劣天气预报——飓风预测中吸取教训。收到错误的飓风预警的人群[2]会改变他们将来对待此类警报的态度，他们对这些警报的信任度会降低。关于流感的公共卫生公告，如果能够准确预测流感季的严重程度，其有效性将会提高。公告不能只告诉人们"去接种疫苗"。相反，它应该告知大家，"现在应及时接种疫苗，因为流感的高峰期预计会在 10 天内到来"。

130

由于杰夫·沙曼和其他人所做的努力，我们对流感的季节性特征的了解已经超过了从前。湿度、阳光和温度似乎都在发挥作用，但所有该领域的工作者都知道，还有更多因素等待着我们去发现。我们准确预测流感疫情的高峰和低谷的能力似乎正在提高，但要实现每日流感预报的梦想仍然遥不

1　Tammy A. Santibanez et al., "FluVaccination Coverage, United States, 2015-16 Influenza Season", Centers for Disease Control and Prevention. 2018 年 4 月 29 日登录. https://www.cdc.gov/flu/fluvaxview/coverage-1516estimates.htm.

2　Kristin Dow and Susan Cutter, "Crying Wolf: Repeat Responses to Hurricane Evacuation Orders", *Coastal Management* 26, no. 4（1998）: 237-52. 这篇文章讨论了人们对州级警报的反应。就像其他从公共卫生部门出来的文章一样，是官方的。

可及。也许，对抗流感的最佳方法不是去管它会何时暴发，而是在关键时刻对其进行阻击，以便在第一时间防止它蔓延。这便是药品存在的作用。药品非常重要，因此被保存在秘密的仓库中。药品受到珍视和保护，并为制造商带来了巨大的利润。但是，在我们对抗流感的过程中，药物是带来了革命性的变化，还是仅仅给了人们一种安全感却依然无法治愈疾病？

8

物资储备中的漏洞：达菲和尚未发现的治疗方法

在美国各地有一些没有名称的巨大仓库。它们之所以存在，部分原因是我们不想重蹈1918年流感大流行的覆辙。仓库里存放的是我们对抗另一场全球流感大流行所需要的武器。这些物资便是美国国家战略储备处的应急药物[1]，象征着我们在医疗实力和后勤准备方面所取得的进步以及不足之处。

从外观上看，每个仓库都有几个沃尔玛超市连起来那么大。这些仓库由美国疾病控制与预防中心于1999年设立，目前拥有价值超过70亿美元的药品和应急物资。这些储备物资

1　我曾经申请去参观一个仓库，但被拒绝了，显然是"政策变化"的结果。我责怪内尔·格林菲尔德博伊斯（Nell Greenfieldboyce），他是国家公共电台（National Public Radio）的记者。他是第一个，很显然也是最后一个去参观储备仓库的记者，"因为我签署了保密协议，"她说，"所以我不能描述里面的情况，但我可以说里面非常大。"参见"Inside a Secret Government Warehouse Prepped for Health Catastrophes"，*National Public Radio*，June 27，2016. http://www.npr.org/sections/health-shots/2016/06/27/483069862/inside-asecret-government-warehouse-prepped-for-health-catastrophes.

由美国疾病控制与预防中心负责维护，用于州和地方政府难以应对的公共卫生事件。这些物资中包含抗生素、疫苗和抗病毒药物，手术设备和生命支持设备，以及我们在埃博拉疫情期间看到的那种防护服。这些仓库存放了海量物资，但具体细节是保密的。这些仓库的初衷是在发生化学攻击或核攻击时提供医疗用品，但最近其库存已扩展到包含应对飓风和地震在内的"所有灾害"的物资，当然也包括流感大流行。

维持这些库存是一项艰巨的任务。像牛奶一样，药品也有保质期。超市会把即将到期的产品放到货架的最前面，但这些库存药品只能坐等大规模危机的暴发。一旦药品到期，就必须更换。维持整个系统的运行，每年需花费至少5亿美元——你可能认为，为了不引起恐慌，这只是一个很小的代价。

供应服务中心（the Supply Service Center）是位于马里兰州佩里角（Perry Point）的一个仓库。虽然其名称并不像战略国家储备处那样宏伟，但它在联邦政府应对流感的全年行动中起着重要作用。即使在草木枯黄的深秋，佩里角依然风景秀美。该中心坐落在距离特拉华州边界几分钟路程的半岛上，萨斯奎哈纳河（the Susquehanna funnels）在此汇入切萨皮克湾（the Chesapeake Bay），距离华盛顿特区以北几个小时的车程。佩里角就像一个古色古香的小镇，拥有棒球场、社区中心和几条死胡同，四周是森林和河流。同样位于该半岛的退伍军人医院（Veternas' hospital）拥有自己的警察和消防部门，甚至还有自己的邮局。马克·伯切斯（Mark Burchess）是供应链管理服务中心（Supply Chain Management Services）的副主任，该中心隶属于美国卫生与公共服务部。

"亚马逊和当地药店两者的结合，"[1]伯切斯这样描述自己的工作单位——一个具备两种职能的仓库。第一种职能是向联邦政府雇员分发医疗用品。伯切斯似乎拥有一切：为大使馆准备的疫苗，急救人员使用的一次性手套和口罩，用于检测生物威胁的气体传感器"嗅探器"，以及为飓风受灾民众准备的毛毯。如果没有库存，他知道可以去哪里购买。该仓库的第二种职能是保持"能应对全国性事件的库存"，例如流感大流行。

来自联邦政府各部门的客户在仓库中存放物品，就像你把物品存放在地下室中一样。那里存放有美国国防部的箱子和国土安全部的托盘，以及美国生物医学高级研究与发展管理局（Biomedical Advanced Research and Development Authority, BARDA）储存的物资。BARDA 是一个政府机构，负责开发和购买突发公共卫生事件所需的药品和设备。

通过与美国生物医学高级研究局发展合作，供应链管理服务中心的冷藏库面积将会扩大一倍，伯切斯对此非常兴奋。关于冷藏库中存放的物资，除了应对流感至关重要的"东西"之外，他无法透露其他信息。冷库的预防措施也很完备。制

1　对马克·伯切斯的访谈，2016 年 11 月 28 日。

冷机组配备了两台标准压缩机、一台备用压缩机，并在现场储备了足够的配件，以便在需要时建造第四台压缩机。在现场，该中心还储备了足够使发电机运行一个多星期的汽油。该仓库将很快获得治疗耐多药肺结核的药物，并代表美国疾病控制与预防中心储存这些药物。这个地方是专门为应对大型灾难而存在的。

在高高的货架上，似乎有数不清的药品、解毒剂以及装有小瓶流感疫苗的巨大盒子。这里的所有东西似乎都是量贩装，就像我们在开市客（Costco）超市见到的那样。疫苗储存在 5 加仑容量的便携桶中，每桶含有数千剂疫苗。每只桶的侧面清晰地印有疫苗株的名称。其中许多疫苗株的名称是大多数医生所熟知的，还有一些名称却是神秘或保密的。

该中心每天都从佩里角向世界各地供应物资——从用于仪器消毒的高压灭菌器到大型发电机。虽然供应链管理服务中心由美国政府拥有和经营，但它并没有得到政府资助。相反，它的运营是企业化的，从运输的物品中赚取利润。如果美国疾病控制与预防中心需要 1 万个注射器用于非洲的疫苗试验，它需要找到伯切斯，而伯切斯的报价包含了业务运营成本以及加价。像其他企业一样，它也面临着竞争。其他几个政府机构，例如美国宇航局和内政部，也有类似的供应中心，因此价格需要保持竞争力。

供应服务中心每年都会向外输送流感疫苗，以及成功运行疫苗接种项目所需的针头、注射器、手套和接种卡。在 2009 年 H1N1 流感暴发期间，该中心向美国海关与边境保护局运送了 疫苗，伯切斯对此感到特别自豪，因为这些疫苗保护了那些保 护美国公民的人。那次流感疫情期间，供应服务中心在全美范 围内共运送了近 1.2 亿剂 H1N1 疫苗[1]。该中心不仅分发流感疫 苗，而且令人惊讶的是，它还收集这些疫苗。在这 1.2 亿剂疫 苗中，许多都得到了使用，但还有数百万剂的疫苗留在了全 美各地的医院、医生办公室和仓库中未被使用。每个州以不 同的方式处理未使用的疫苗，有些州把它们当作医疗废物处 理了。此前，由联邦快递运送的宝贵疫苗现在可能变成了需 要由穿着白色防护服的团队处理的医疗废物。因此，该中心 提供了逆向物流服务，将许多疫苗运回中心进行集中销毁。

2009 年，佩里角还存放了美国大部分的抗流感药物帕 拉米韦，当时该药物尚未得到美国食品药品监督管理局的批 准。因此，供应中心在获得了紧急使用授权后才提供了该药 物。位于佩里角的团队需确保在美国疾病控制与预防中心要 求的 24 小时内将其交付给患者。帕拉米韦以拉皮瓦（Rapivab） 的商标名进行销售。在属于一类叫作神经氨酸酶抑制剂 （neuraminidase inhibitors）的三种药物中，它是其中之一。另外 两种分别是扎那米韦（zanamivir）（品牌名为乐感清 Relenza），

---

1 "2009 H1N1 Flu"，Centers for Disease Control and Prevention. 2018 年 4 月 29 日登录. https://www.cdc.gov/h1n1flu/vaccination/vaccinesupply.htm.

以及奥司他韦（Oseltamivir）（品牌名为达菲 Tamiflu）。

"神经氨酸酶"一词看似笨拙，但这种病毒酶却以非常优雅的方式发挥着作用。一旦流感病毒通过细胞膜进入细胞，它就会利用舒适的条件进行复制。新复制的流感病毒颗粒必须逃离细胞。它们到达细胞表面后穿过细胞膜。刚开始时，它们像细丝一样系在细胞膜上，就像通过绳索附着在母船上的小艇一样。神经氨酸酶的作用就像一把刀子。新复制的流感病毒可以利用它切断绳索以逃离细胞。如果没有神经氨酸酶，这些病毒便不能传播感染并复制[1]。神经氨酸酶抑制剂药物可防止病毒神经氨酸酶发挥作用。没有了神经氨酸酶，流感病毒便无法肆虐。

神经氨酸酶抑制剂在 20 世纪 60 年代由一组苏格兰研究人员首次发现[2]，但直到30年后科学家们才开始测试它们[3]。该药物产品最初是一种可吸入的粉末，经过巧妙的调整后，开发

1　A. Moscona, "NeuraminidaseInhibitors for Influenza," *New England Journal of Medicine* 353, no. 13（2005）: 1363-73.

2　这些作者都比较悲观，对他们的发现都不大乐观。当找不到什么东西可以开发抗病毒药物时，他们认为该药物（指神经氨酸酶抑制剂）"生物学上过于不稳定，以至于无法对整体动物产生抗流感活性"，参见 J. D. Edmond et al., "The Inhibition of Neuraminidaseand Antiviral Action", *British Journal of Pharmacology and Chemotherapy* 27, no. 2（1966）: 415-26.

3　Walter Sneader, *Drug Discovery: A History*（Hoboken, NJ: Wiley & Sons, 2005）, 264-65; F. G. Hayden et al., "Safety and Efficacy of the Neuraminidase Inhibitor GG167 in Experimental Human Influenza", *JAMA* 275, no. 4（1996）: 295-99.

出了口服配方。第一种药物是奥司他韦，商品名为达菲。它被宣传成了对抗流感的良方，是战略储备中的强大武器。第二种药物拉皮瓦，只能通过静脉注射治疗，所以其利用频率远低于其他两种药物，而且只用于病情严重的患者。第三种药物乐感清需要吸入，其市场占有率比市场上最著名的神经氨酸酶抑制剂达菲要小得多。

2014年，达菲的一则电视广告播出量超过了11万次[1]。"处方达菲在源头攻击流感病毒，"该电视广告宣传道，"有时，我们所遭受的痛苦远超我们的想象。……流感问题非常严重，为什么要把它当作小感冒对待？治疗流感，请使用达菲。"

另一则广告的受众群体是流感患儿的母亲[2]。"流感病毒危害极大，"当画面上出现了一位忧心忡忡的母亲看着她咳嗽的女儿时，画外音说道，"妈妈知道需要强有效的解决方案：抗病毒药物。"

但考虑到抗病毒药物在患者身上实际发挥作用的方式，我们会发现它根本不是解决方案。如果你仔细阅读广告附带的小字，就会发现它标明达菲可以将儿童的流感症状平均缩短一天左右，但前提是在症状出现后的最初48小时内服用药

1　"Tamiflu TV Commercial, 'Small House'", iSpot.tv. 2018 年 4 月 29 日登录 . https://www.ispot.tv/ad/77Nb/tamiflu-small-house.

2　"Tamiflu TV Commercial, 'Kids'", iSpot.tv. 2018 年 4 月 29 日登录 . https://www.ispot.tv/ad/AlqV/tamiflu-kids. This adaired almost three thousand times.

物。此后，药效会进一步降低。对我们有用的叙述——妈妈和健康的女儿正在购买新鲜水果——指出，服用这种药物的儿童和青少年"可能会增加发生癫痫、意识模糊或行为异常的风险"，但不必担心，因为"最常见的副作用是轻度至中度恶心和呕吐"。与未服用达菲的儿童相比，服用达菲的儿童发生呕吐的概率是他们的两倍。药品包装上都标明了这句话，事实上，达菲经常会使患者出现一些正在试图缓解的症状，而且最多只能使患者遭受的流感痛苦缩短一天。

但达菲仍然包含在美国国家战略储备之内。显然，有专家相信它具有好处。数年间，达菲的奇特故事在多个大洲持续上演。这表明，20多年前的决策方式仍在影响我们今天治疗流感的方法。

———

1997年，香港爆发H5N1禽流感，18个人感染了病毒，其中6人死亡，这引起了世界卫生组织的注意。疫情暴发两年后，世界卫生组织发布了一份报告[1]，其中提到"已经开发了两种密切相关的化合物，它们与流感病毒表面发现的次要蛋白质——神经氨酸酶——中的活性位点相结合。"对这些化合物的试验

1 World Health Organization Department of Communicable Disease Surveillance and Response, "Influenza Pandemic Plan. The Role of WHO and Guidelinesfor National and Regional Planning" (Geneva, 1999), 54.

正在进行中，如果被批准使用，它们可能用于治疗流感，无论是何种具体病毒株。世界卫生组织的这份报告还披露，该报告是"与欧洲流感会议科学工作组（the European Scientific Working Group on Influenza，ESWI）合作编写的"。但人们发现，至少有 7 家制药公司为欧洲流感会议科学工作组提供资金[1]，这些公司可以从流感疫情中获利，或者至少从人们对流感暴发的恐惧中获利。这些制药公司联合起来[2]，在欧洲营造"有利氛围"，以促进疫苗生产和相关研究。这份报告发布几年后，人们发现它的作者之一是其中一家制药公司聘请的顾问。欧洲流感会议科学工作组和世界卫生组织都应该提供客观的科学建议，却存在明显的利益冲突。把达菲纳入美国国家战略储备的努力，建立在一项似是而非且存在偏见的建议的基础上。

在 1997 年禽流感暴发期间[3]，神经氨酸酶抑制剂处于早期

1　这份清单出现在 ESWI 的网站："Resources", European Scientific Working Group on Influenza. 2018 年 4 月 29 日登录. http://eswi.org/home/about-eswi/resources/.

2　同上，根据《英国医学杂志》，ESWI 是一个完全由罗氏和其他流感药物生产企业资助的组织，（参见 D. Cohen and P. Carter, "WHO and The Pandemic Flu 'Conspiracies'", *British Medical Journal* 340（2010）: c2912.）这在过去几年里可能是对的，但是 ESWI 目前公开招募资金，也不限制疫苗和抗病毒药物生产企业的捐赠。

3　世卫组织的报告提到，另外两种抗病毒药物（金刚烷胺及其衍生物金刚烷乙胺）已经被证实对于预防流感有临床疗效，且如果发病后马上服药可以"降低疾病的严重程度、缩短病程"。这两种药物并非神经氨酸酶抑制剂，看起来可以对抗流感病毒，但不久之后，聪明的流感病毒开始对它们耐药，因此这两种药物不再用于治疗流感。

137 临床试验阶段，但对于它的使用，仍然能够根据充足的数据提出一些建议。1999 年，由 3.7 万名医学论文撰稿人组成的国际组织——科克伦协作组织（Cochrane Collaboration），发布了关于神经氨酸酶抑制剂的第一份报告（该系列报告共有 3 份）[1]。当涉及药物疗效时，科克伦协作组织的审稿人承诺发布"不含商业赞助和其他利益冲突"的报告[2]。他们并不相信制药公司的言论。他们寻找任何已发表和未发表的论文，以及所有已报告或未报告的试验。基于所有这些数据，他们就怀孕期间维生素 E 的摄入（它不能防止早产）到练习瑜伽以缓解背痛（似乎比不经常运动效果更好）等方方面面的问题提出了建议。他们的工作成果曾帮助我决定向病人推荐哪些药物。科克伦协作组织发现，作为一种治疗方法，神经氨酸酶抑制剂仅将流感症状的持续时间缩短了约一天，它们在预防流感方面的效果更好。

1999 年底，美国食品药品监督管理局批准达菲成为流感治疗药物，但仅仅几个月之后，便向达菲制造商罗氏公司发出了关于其广告宣传活动的警告信[3]。美国食品药品监督管理

1 T. Jefferson et al., "Neuraminidase Inhibitors for Preventing and Treating Influenza in Healthy Adults", *Cochrane Database of Systematic Reviews* 2（1999）.

2 Cochrane, "About us". 2018 年 4 月 29 日登录. http://www.cochrane.org/about-us.

3 Department of Health and Human Services, FDA letter MACMIS ID#8675, April 14, 2000. https://www.fda.gov/downloads/Drugs/GuidanceComplianceRegulatoryInformation/EnforcementActivitiesbyFDA/WarningLettersandNoticeofViolationLetterstoPharmaceuticalCompanies/UCM166329.pdf.

局发现，罗氏公司的广告宣传严重失衡，包含了有关药物如何发挥疗效的误导性信息，并夸大了药物疗效。罗氏公司声称，达菲"缩短了流感病痛的持续时间，因此患者能够更快康复"，但这种说法模糊并夸大了临床试验的证据。尽管存在这些担忧，但美国食品药品监督管理局已批准使用达菲来预防流感，并用于治疗4岁以下儿童的流感。2002年，欧盟也批准了这种药物，并用于两年后在亚洲再次暴发的禽流感。

2005年11月，出于对禽流感的恐慌，小布什总统对位于马里兰州贝塞斯达的美国国立卫生研究院进行了短暂访问。他的演讲让人感到不安[1]。"目前，"他说，"美国或全球并未发生流感大流行。但是以史为鉴，有必要保持警觉。"

小布什的讲话令人不寒而栗，但他简要介绍了联邦政府应对相关问题的计划。他描述了1997年和2003年的小规模禽流感疫情，并告诉听众他已经注射了流感疫苗。此外，他敦促人们保持警惕。方式与他关于恐怖主义的讲话类似。

小布什说："如果病毒获得了持续在人与人之间传播的能力，它可能会在全球迅速蔓延。美国已经收到了关于这一危机的大量警报，并且有充足的时间来准备。"

1　"President Outlines Pandemic Influenza Preparations and Response"，The White House. 2018年4月29日登录. https://georgewbushwhitehouse. archives.gov/news/releases/2005/11/20051101-1.html.

　　小布什提出了一个三管齐下的方法。第一，政府应该尽早发现流感的暴发[1]。第二，政府将储备疫苗和抗病毒药物，并要求国会拨款 12 亿美元购买足够的禽流感疫苗，为 2000 万人进行免疫接种。第三，他要求美国在所有 50 个州和每个地方社区制定紧急流感大流行预案。小布什认为，这一方法将会"让美国公民安心，因为他们知道政府已经未雨绸缪"。小布什申请拨款 71 亿美元为他的计划提供资金[2]，但一年后国会只批准了一半的金额。现在每个人都在担心禽流感，虽然在美国感染它的可能性非常低。

　　2004 年和 2005 年之间的流感季，美国的情况并不是特别糟糕，但达菲和其他抗病毒药物的销售却增加迅速。在 2005 年秋季，达菲在美国的处方量是 2004 年同期的 5 倍[3]。这一增长量在没有慢性病的人以及儿童身上体现得尤为明显。这

1　为了实现这一点，需要一项国际合作，由新近成立的国际禽流感及流行性感冒合作组织（International Partnershipon Avian and Pandemic Influenza）领导。在美国，总统启动了一项全国生物监测行动，它将会从某种程度上提供持续性的对环境的关注。"President Outlines Pandemic Influenza Preparations and Response", The White House. 2018 年 4 月 29 日登录. https://georgewbushwhitehouse. archives.gov/news/releases/2005/11/20051101-1.html.

2　T. Salaam-Blyther, "U.S. and InternationalResponses to the Global Spread of Avian Flu: Issues for Congress", in *Congressional Research Service Report for Congress* (Washington, D.C.: Congressional Research Service, 2006), 7.

3　J. R. Ortiz et al., "Oseltamivir Prescribing in Pharmacy-Benefits Database, United States, 2004-2005", *Emerging Infectious Diseases* 14, no. 8 (2008): 1280-83.

表明健康人群也在购买达菲[1]，为潜在的疫情做准备。达菲销量的增长与实际的流感病例数量并无关系，因为并没有出现比通常流感季更多的病例。但不寻常的是小布什关于流感问题的讲话，以及媒体对禽流感的报道和悲观情绪。在加拿大，恐慌的居民囤积达菲的热度甚至超过了美国。达菲的处方量上升了10倍。由于担心药品短缺[2]，罗氏加拿大公司限制了达菲的分销。

正当人们因禽流感而恐慌的时候，英国卫生部长做出了消极评估。"我们必须假设我们无法阻止流感疫情蔓延至英国，"[3]首席卫生官利亚姆·唐纳森（Liam Donaldson）爵士表示，"当疫情发生时，患病人数将大幅上升，日常生活也将受到严重干扰。"

一向保守的英国广播公司一反常态，报道称除非储存数百万剂达菲，否则一旦在英国暴发禽流感，可能会导致5万多人死亡。因此，英国政府计划购买和储存的达菲超过1400万剂。在美国，达菲已经是国家储备物资，但其供应量较为

---

1 A. S. Brett and A. Zuger, "The Run on Tamiflu—Should Physicians Prescribe on Demand?", *New England Journal of Medicine* 353, no. 25（2005）: 2636-37.

2 D. Spurgeon, "Roche Canada Stops Distributing Oseltamivir", *British Medical Journal* 331, no. 7524（2005）: 1041.

3 "Britain Reveals Flu Pandemic Plan", *BBC News*, March 1, 2005. 2018 年 4 月 29 日登录. http://news.bbc.co.uk/2/hi/health/4305813.stm. BBC 也报道了政府储存达菲的决定.

温和，仅为 230 万剂[1]，而更多的是订购量。

在小布什发表讲话和美国将储备达菲的消息发布仅两个月后，科克伦协作组织公布了另一项关于抗流感药物的分析报告[2]。该报告的作者回顾了 30 多项抗流感旧药的临床试验和 9 项达菲的临床试验。旧药丧失了疗效，而达菲则具有严重的局限性。对于那些并非由特异性流感病毒引起的流感样疾病，达菲没有任何治疗作用。更令人吃惊的是，甚至没有证据表明它可以对抗禽流感。而它被纳入美国战略储备物资清单正是为了对抗禽流感。当在东南亚使用时，达菲并没有降低禽流感死亡率，而且现在该病毒出现了对达菲的抗药性。随着时间的推移，达菲成功地使一些类型的流感病毒对其产生了抗药性。在欧洲，至少有 14% 的流感病毒在 2008年之前对达菲具有抗药性。简而言之，达菲并没有像它宣传的那样可以有效对抗流感病毒。相反，它使得流感病毒更加强大。

140　　2009 年，达菲再一次面临考验，当时美国暴发了猪流感。这次猪流感类似于 1976 年的猪流感，都是由猪传染给人类的。你可能还记得，这种流感被确定为 H1N1 型，是美

1　U.S. Department of Health and Human Services, "HHS Pandemic Influenza Plan"（2005）, F-39.

2　T. Jefferson et al., "Antivirals for Influenzain Healthy Adults: Systematic Review", *Lancet* 367, no. 9507（2006）:303-13.

国和欧洲猪流感病毒的组合。到 2009 年 6 月，在 74 个国家中出现了超过 3 万例猪流感病例。世界卫生组织宣布其为流感大流行[1]。美国疾病控制与预防中心在亚特兰大举办了多场引人注目的新闻发布会，但这种 H1N1 猪流感虽然是新型流感，但并不像专家所担心的那么致命[2]。猪流感病毒通常只引起轻微的疾病，并不比之前的标准流感病毒具有更大的危害性。

但猪流感引起了媒体的广泛关注。由于具有"西班牙流感"的绰号，1918 年的流感大流行在报纸头条中给人以奇特、怪异的印象。同样，"猪流感"听起来充满威胁和野性，这推动了人们对达菲的进一步需求。在波士顿，一家名为 Ropes & Grey 的律师事务所费尽周折买到了达菲的处方，并发给了所里的 1900 名员工及他们的家人[3]。有了处方，就不需要去医院就诊了。该事务所提醒其工作人员仅在流感症状出现时服用，但没有提及这种抗病毒药物的疗效可能不太明显。在一篇社论中，《波士顿环球报》批评 Ropes & Gray 律师事务所

---

1 Margaret Chan, "WorldNow at the Start of 2009 Influenza Pandemic", World Health Organization. 2018 年 4 月 29 日登录 . http://www.who.int/mediacentre/news/statements/2009/h1n1_pandemic_phase6_20090611/en/. 这个内容在本书第四章有更加详细的讨论。

2 与美国的季节性流感相比，2009 年的流感大流行可能带来了额外的致死病例，参见 Shrestha et al., "Estimating the Burden of 2009 Pandemic Influenza A".

3 Liz Kowalczyk, "Firms' Deals for Flu Drug Draw Fire", *Boston Globe*, October 30, 2009.

在此次疫情中推波助澜[1]。"到目前为止，猪流感患者对达菲的抗药性很小，"社论指出，"但随着病例的增加以及达菲处方量的上升，这种情况可能会发生变化。"美国疾病控制与预防中心发表了一份简短的声明："我们不希望雇主普遍采用这种做法。"[2]

撇开达菲是否有效的问题不说，这里面还存在另一个问题：公平。关于 Ropes & Gray 律师事务所的新闻表明，达菲的分配并不公平。由跨国公司的律师以及那些有关系的人构成的少数人拥有特权，能够优先获得达菲。他们在生病前便可以使用抗病毒药物，而穷人只能等待。波士顿一家医院的内科医生凯伦·维克多（Karen Victor）博士指出[3]，主要问题是对药物的获取。"（该事务所认为）Ropes & Gray 的员工在工作中的表现极其重要，"她说，"以至于他们会忽略社会公平。"

许多国家报告称，流感病毒对达菲有100%的抗药性[4]。但是到 2009 年，尽管有证据表明其疗效不佳，但达菲和其他神

1　"Swine Flu: Firms Shouldn't Hoard Drugs", *Boston Globe*, November 3, 2009.

2　Kowalczyk, "Firms' Deals for Flu Drug Draw Fire".

3　同上。

4　Centers for Disease Controland Prevention, "Update: Drug Susceptibility of Swine-Origin Influenza A（H1N1）Viruses, April 2009", *Morbidity and Mortality Weekly Report* 58, no. 16（2009）: 435-55.

经氨酸酶抑制剂已被列入美国、英国和其他至少94个国家的国家储备清单[1]。达菲在经济上取得了巨大成功。政府采购的抗病毒药物价值超过30亿美元。最初开发达菲的制药公司吉利德在2009年第一季度报告了超过5200万美元的特许权使用费。从吉利德（Gilead）获得药物许可证的瑞士制药巨头罗氏公司获利更加丰厚，仅一个季度就实现了5.9亿美元的销售额。然而，学者们再次对达菲发起了突然袭击。

早在2003年，由日内瓦的劳伦特·凯泽（Laurent Kaiser）博士领导的一组研究人员便开始寻找所有研究达菲疗效的论文，然后汇总结果。他们发现了10项研究，但只有2项研究成果发表了，其他8项研究是部分发表或者根本没有发表，而是存放在作者的抽屉（或计算机）里。凯泽博士及其同事的调查由达菲的制造商——罗氏公司资助[2]。调查发现，达菲可减少肺部并发症、抗生素的使用以及原本健康患者的住院概率。此项调查报告非常重要，原因有两个。首先，就在人们讨论将达菲纳入国家储备清单的问题时，它提供了表明该药物疗效的证据。其次，它被权威的科克伦协作组织在其后来的报告中引用作证据。

1　A. Jack, "Flu's Unexpected Bonus", *British Medical Journal* 339（2009）: b3811.

2　L. Kaiser et al., "Impact of Oseltamivir Treatment on Influenza-Related Lower Respiratory Tract Complicationsand Hospitalizations", *Archives of Internal Medicine* 163, no. 14（2003）:1667-72.

　　但是在 2009 年 7 月，一位敏锐的日本儿科医生林启司（Keiji Hayashi）博士联系了科克伦协作组织，并表达了他的顾虑。他想知道未发表的这 8 项研究的内容，以及尚未分享其研究结果的原因。在不知道未发表的达菲研究结果的情况下，科克伦协作组织的审稿人可能只看到了发现达菲具有相关优点的研究。科克伦协作组织确实依赖了凯泽的调查报告，而该报告本身依赖于这 8 项尚未发表的研究。他们的做法是错误的。他们承认了错误，并在接下来的几年里尝试改正。

　　在关于达菲的 10 项研究中，为什么其中 8 项从未发表过？也许它们的研究方法有问题或者覆盖范围过小，因此对科学期刊来说不够严谨。但了解研究的细节是科学过程的关键所在。例如，如果仅在年轻人和其他原本健康的患者中研究达菲的效果，那么我们便无法得出关于该药物对老年人或患有其他疾病患者的疗效的结论。这些细节对评估任何临床试验都至关重要。凯泽的团队根据只有自己见过的证据得出结论，没有任何佐证。这至少是不合适的做法。

　　还有一种可能是，未发表的研究并未发现达菲具有任何治疗效果。与药品制造商一样，医学期刊也是商业性质的，有自己的标准。它们更愿意发表那些取得积极成果的、激动人心的研究，因为这些研究会成为头条新闻。关于负面研究（证明某种新药并不具有所声称的效果）的投稿极少（这是研究人员的错误），即使有投稿，也经常被期刊编辑拒绝，因为它没有轰动效应（这是编辑的错）。负面研究结果通常被人们束之高阁。但如果研究目标是正确判断治疗的安全性和有效性，那么负面药物研究则至关重要。如果发表过程中存在固有的偏见，我们无法确定是否公开了所有正面和负面研究。如果医生无法获取所有数据，他们便无法确定是否制定了最佳的和最科学的规范。

在林博士提出问题之后，由汤姆·杰斐逊（Tom *143* Jefferson）博士领导的科克伦协作组织便开始了行动。杰斐逊联系了罗氏公司，要求其提供缺失的数据。起初，罗氏公司拒绝公布数据，并声称另一个团队已经在对数据进行审查。但当杰斐逊询问为什么阻碍科克伦协作组织的数据审查工作时，罗氏公司同意公布数据，但前提是杰斐逊必须签署保密协议。如果签署了保密协议，杰斐逊便不能分享数据，甚至不能承认自己签署了保密协议。杰斐逊没有签署保密协议，但罗氏公司仍然同意公布一部分达菲药品的数据。当杰斐逊审查这些数据时，发现其中遗漏了太多的细节，以致他无法得出任何结论。2009 年 12 月，杰斐逊发布了一份更新的审查报告[1]，其中不包含任何未公布的数据。报告总结指出，包括

---

1 T. Jefferson, M. Jones, P. Doshi, and C. Del Mar, "Neuraminidase inhibitors for preventing and treating influenza in healthy adults: systematic review and meta-analysis", *British Medical Journal* 339（2009）: b5106.

达菲在内的神经氨酸酶抑制剂具有"有限的作用——将疾病缩短约一天"。该报告的结论是"它们不应该用于季节性流感的常规性治疗"。此外,他们对达菲对下呼吸道感染的作用提出了质疑。而且由于这些药物不能预防感染或阻止鼻腔病毒排出,"在流感大流行中,它们可能只是用作中断病毒传播的次优手段"。

此后,关于达菲的争议便不再局限于学术界,而是蔓延至英国国会大厦。一位名叫保罗·弗林(Paul Flynn)的议员发起了一项动议[1]。该动议用词文明,却表达了强烈的指责。该动议的用语足以让任何药物制造商脸色煞白:"惊讶""不确定""关注",以及最尖锐的批评——"包括导致心脏病发作在内的致命副作用"。他的结论是:"继续……该项目是不明智的。"在议会之外,弗林采取了进一步行动,他在博客上建议,应该将剩余库存的达菲用于实际的目的:融化英国路面上的积雪[2]。

弗林代表欧洲议会大会(European Parliamentary Assembly)撰写了一份报告。该报告发现世界卫生组织应对猪流感大

---

1 "Early day motion 669", www.parliament.uk. Accessed April 29, 2018. http://www.parliament.uk/edm/print/2009-10/669. 出于某些奇怪的原因,该议案阐述了达菲作为疫苗接种项目的分配情况,但事实并非如此。

2 Z. Kmietowicz, "Use Leftover Tamiflu to Gritlcy Roads, MP Suggests", *British Medical Journal* 340(2010): c501.

流行的方式普遍缺乏透明度[1]。这些批评得到了《英国医学杂志》的回应。该杂志发表了一系列文章，质疑了世界卫生组织的几位专家与制药产业的关联。主编菲奥娜·高德利（Fiona Godlee）博士指出[2]，世界卫生组织关于在流感大流行中使用抗病毒药物的指南的作者是一名流感专家，而该专家从达菲制造商那里获得了报酬，因此其调查结果不足为信。

多年来，制药公司和医学界进行着持续的拉锯战。罗氏公司拒绝向调查人员公布其内部数据，迫于压力，后来委托第三方对达菲进行独立审查。审查参与者及其所在机构均未由此获得任何资金支持。罗氏公司的统计人员配合了审查工作，并回答了任何与数据相关的问题。审查报告于2011年发布。结果显示，达菲减少了一些需要抗生素治疗的流感并发症[3]。这在流感大流行中可能有用；此外，如果得到验证，该

---

1 "The Handling of the H1N1Pandemic: More Transparency Needed", Social, Health and Family Affairs Committee, Council of Europe. 2018年4月29日登录. http://assembly.coe.int/CommitteeDocs/2010/20100329_MemorandumPandemie_E.pdf.

2 F. Godlee, "Conflicts of Interest and Pandemic Flu", *British Medical Journal* 340（2010）: c2947. 高德利引用了一份深入探讨世界卫生组织的流感专家与工业之间联系的报告. 见 D. Cohen, "WHO and the Pandemic Flu 'Conspiracies,'" *British Medical Journal* 340（2010）: c2912.

3 M. A.Hernan and M. Lipsitch, "Oseltamivir and Risk of Lower Respiratory Tract Complications in Patients with Flu Symptoms: A Meta-analysis of Eleven Randomized Clinical Trials", *Clinical Infectious Diseases* 53, no. 3（2011）:277-79.

药物便可以在有限范围内使用。为了揭露真相，《英国医学杂志》开始公布科克伦协作组织、罗氏公司、美国疾病控制与预防中心和世界卫生组织之间的通信。这是该杂志"开放数据"运动的一部分。事实证明，阳光比达菲具有更好的疗效。

在几个月内，罗氏公司便公布了科克伦协作组织要求的所有研究[1]，葛兰素史克（Glaxo Smith Kline）也开始生产另一种神经氨酸酶抑制剂扎那米韦。科克伦协作组织从而能够完成于2014年4月发布的最新审查报告[2]。科克伦协作组织终于可以基于达菲（以及商品名为乐感清的同类药物扎那米韦）的所有已发表和未发表的临床试验研究进行分析，并且发现，当作为预防措施时，这些药物可能会降低感染流感的风险。但是患者一旦生病，它们将流感症状的持续时间减少不到一天。然而，达菲的副作用却非常明显：恶心和呕吐，有时还会出现幻觉、焦虑，甚至癫痫等精神疾病，还可能损害肾脏。最致命的发现是，达菲并没有降低患者住院或患肺炎的风险[3]，而降低患者

145

---

1 T. Jefferson andP. Doshi, "Multisystem Failure: The Story of Anti-Influenza Drugs", *British Medical Journal* 348（2014）: g2263.

2 T. Jefferson et al., "Neuraminidase Inhibitors for Preventing and Treating Influenza in Healthy Adults and Children", *Cochrane Database of Systematic Reviews* 4（2014）: CD008965. 另外，该组织审阅了 16 万页以上的监管文件.

3 科克伦协作组织审查报告的第 2 页指出，"奥司他韦显著地减少了自我报告的、研究者介导的、未被证实的肺炎病例……在 5 个用了更精准的肺炎检测手段的试验中，药效并不显著。在任何一个试验中都没有肺炎的定义（或其他并发症的定义）。尚无奥司他韦治疗性研究证实该药物对放射性方法确诊的肺炎有效。对未被确诊的儿童肺炎患者，该药物也没有显著疗效。"

住院或患肺炎的风险正是美国和其他国家将达菲纳入其战略储备的原因。科克伦协作组织的报告，以及随后的其他几份报告对应该将达菲纳入储备清单的观点造成了严重冲击。

关于达菲的辩论今天仍在继续，尽管辩论的激烈程度可能有所降低。新的学术论文得以发表，但它们似乎没有改变任何人的看法。2015年1月，《柳叶刀》杂志公布了一项分析[1]，其中包括所有已发表和未发表的由罗氏公司赞助的试验，以及审稿人能够找到的所有其他相关试验。结果发现达菲降低了住院风险，并证实已经有充分证据证明达菲能够将病情缩短一天左右。这项研究并未得到罗氏公司的直接支持，而是由一个名为多方科学咨询小组（Multiparty Group for Adviceo on Science）的基金会支持。这个基金会（你猜到了）由罗氏公司赞助。

尽管存在这些争议以及制药业与学术界之间的利益链，但是达菲的临床试验仍在进行。截至2017年，美国和加拿大进行了至少8次公开试验，对象仅为高风险流感群体：老年人、具有潜在肺部或心脏疾病的人或免疫系统无法正常运行的人。对于其他人来说，服用达菲来预防或治疗流感纯属浪费时间。美国疾病控制与预防中心甚至也暗示了这一点，其最

1　J. Dobson et al., "Oseltamivir Treatment for Influenza in Adults: A Meta-analysis of Randomised Controlled Trials", *Lancet* 385, no. 9979（2015）: 1729-37.

新指南只针对那些高危患者推荐了抗病毒药物[1]。

2014年，时任美国疾病控制与预防中心主任汤姆·福里登（Tom Frieden）强烈支持使用抗病毒药物。在当年晚些时候举行的电话新闻发布会上[2]，他向听众讲述了数据显示的相反情况：抗病毒药物可以缓解疾病，缩短病情持续时间，并降低流感的死亡风险。"今年，抗病毒治疗尤为重要，"他在提及达菲之前表示，并补充说道："如果你生病了，请立即与医生讨论采用抗病毒治疗。"

路透社的一名记者随后询问弗里登如何用达菲无效性的证据来证明自己的建议。弗里登回答说，美国疾病控制与预防中心查看了所有已发表和未发表的数据，并且有"强有力的"证据表明达菲的疗效。他同时承认，达菲并不是"万能药"，他也希望有更好的选择，但并不存在更好的选择。根据这个逻辑关系，人们应该服用达菲的理由并非是它的疗效——它没有疗效——而是因为我们别无选择。

1　参见"What You Should Know About Influenza（Flu）Antiviral Drugs"，CDC，2018年4月29日登录。https://www.cdc.gov/flu/pdf/freeresources/updated/antiviral-factsheet-updated.pdf. See also "Influenza Antiviral Medications: Summary for Clinicians"，CDC，2018年4月29日登录。https://www.cdc.gov/flu/professionals/antivirals/summary-clinicians.htm.

2　"Transcript for CDC Telebriefing: Update on Flu Season 2014-15"，CDC，2018年4月29日登录。https://www.cdc.gov/media/releases/2014/t1204-flu-season.html.

多年来，皮特·多希（Peter Doshi）一直在关注达菲的传奇故事。他是《英国医学杂志》的一名编辑，专注于药物监管和营销，倡导提高达菲的透明度。多希还是科克伦协作组织的成员，该组织对神经氨酸酶抑制剂进行审查，因此他是该领域的权威。多希曾在哈佛大学学习医学史和东亚研究，并获得了麻省理工学院的博士学位[1]，他博士论文的主题是流感的医学政治。在约翰·霍普金斯大学完成博士后研究之后，他来到马里兰大学，并在该校的药学院任教。

我在那里见到了多希[2]。从12楼往下看去，巴尔的摩市中心的壮丽景色尽收眼底。在他整洁的办公室里，办公桌上放着一本维特根斯坦的《哲学研究》。这本书明确了语言与现实之间的关系，因此在整体上反映了关于达菲和流感治疗的争论。

由于政府机构对流感治疗存在自相矛盾的假设，因此多希深感不安。在达菲的包装盒里有一个附加页，上面用小字标明了制造商必须依法披露的所有信息，如剂量和副作用。所有药品都有这种附加页，但几乎没有人读过。达菲的附加

1　P. Doshi, "Influenza: A Study of Contemporary Medical Politics"（Massachusetts Institute of Technology, 2011）.

2　2017年6月5日的采访。

页指出，虽然流感可能因严重的细菌感染而产生并发症，但达菲"并未被证明可以预防此类并发症"。科克伦协作组织的审查得出了这一结论，而且美国食品药品监督管理局也要求制造商披露此项内容。

多希指出，当联邦政府制订流感大流行应对计划时，似乎得出了完全不同的结论。与美国疾病控制与预防中心一样，美国卫生与公共服务部认为[1]，达菲"将有效降低肺炎风险，将住院率降低一半左右……并且还会降低死亡率"。这些正面结论推动了"储备假设"（用多希的话来说），并使这些抗病毒药物得到了更广泛的应用。美国疾病控制与预防中心决定哪些流感药物可以被纳入储备清单，而它认为达菲是有疗效的。因此，尽管这种药物在包装上标明它并不具有确定的疗效，但是人们依然大量储备它，虽然它无法应对流感大流行。

多希认为，批准神经氨酸酶抑制剂所需的证据水平过低。这种情况始于 20 世纪 90 年代末期，当时第一种神经氨酸酶抑制剂获得审批通过，因此多希说达菲只需"达到较低的标准"即可。他指出，即使在今天，也存在关于达菲如何发挥作用的问题。除了抑制神经氨酸酶外，它似乎对中枢神经系统也有直接影响，从而缓解与感染相关的发热。如果这个发

1　the Department of Health and Human Services, "HHS Pandemic Influenza Plan", n.d., Appendix, D20. 以下段落中的大部分信息是基于对皮特·帕莱塞的电话采访，2017 年 10 月 20 日。

现是正确的，那么达菲对流感样疾病的疗效可能并不比阿司匹林好。

争议将继续存在，因为从相互矛盾的数据中可以得出不同的结论。多希坚定认为需要进行决定性试验，虽然试验成本很高，但是"与储备这些药物的成本相比，这只是九牛一毛"。

多希的博士论文标题为《流感：对当代医学政治的研究》，他对应对流感的官僚主义现实有清醒的认识。如果发生灾难性流感疫情，我们会向联邦政府求助，为我们提供最好的药物。因此，没有人愿意承担责任，告诉世人我们使用的抗病毒药物没有效果，与其把钱花在储备这些药物上，不如花在其他更加合适的地方。

148

皮特·帕莱塞（Peter Palese）长期担任纽约西奈山伊坎医学院（以前的西奈山医学院）微生物学系的教授和主任。他几乎参与了涉及流感病毒研究的各个方面。他的实验室是首个开发出能够从零开始重建1918年流感病毒技术的实验室。他在老鼠身上测试了重建的1918年流感病毒，并确定了它的危险性。他还是研究流感病毒在冬季传播原因的团队成员。帕莱塞写了400多篇关于流感病毒的研究论文，对他而言不存在争论。他不认同美国食品药品监督管理局要求的包装信息，即尚未证明达菲能降低与流感有关的细菌感染。这完全是时间问题，一旦出现流感症状，服用该药物便为时已晚。

但他认为，如果在早期服用，达菲实际上具有很好的疗效。

事实上，帕莱塞在一项关于达菲的研究中使用了重建的 1918 年流感病毒。他和团队成员一起用该病毒感染了小鼠，并在 6 小时后开始用达菲治疗它们。他发现达菲能够保护 90% 的小鼠免受致命的感染。然而，该实验存在的一个问题是我们不知道使用了多少只小鼠。这个细节非常重要，因为如果只使用几只小鼠，我们可能不会相信实验结果。验证这个实验似乎非常关键，但由于利用活体 1918 年流感病毒进行实验的难度极大，因此还没有人对其进行验证。因此这个实验仅告诉我们，如果治疗足够及时，抗病毒药物似乎能够保护一些小鼠免受感染。在有关达菲的令人沮丧的消息中，这给了我们一丝希望，但还远远不够。

帕莱塞完全相信达菲的科学性和疗效，并将达菲的批评者等同于声名狼藉的反疫苗人士。需要明确的是，这两个问题并不具有可比性。自闭症和疫苗之间没有联系，多项研究都表明了这一点。但同时有证据表明，达菲只能将流感患者的症状减少约一天。把这两个问题混为一谈是不公平的。但帕莱塞的观点反映了在关于达菲问题的争论背后的深刻感受。

达菲是天赐之物还是一场骗局？还是介于这两者之间？在我写作本书期间，我在一周内收到了两封邮件。这两封邮件很好地说明了关于神经氨酸酶抑制剂的争论。一封邮件是制造商发给像我这样的急诊科医生的信息卡，鼓励我们给病人开用于治疗流感的静脉注射药物帕拉米韦。另一封邮件是我订阅的《急诊医学新闻》(*Emergency Medicine News*) 月刊("急诊医学中最值得信赖的新闻来源"),在头版刊登了一篇文章[1],以粗体的大号字体标题宣称达菲"是医学临床实践的垃圾"。

如果急诊医生对流感药物感到困惑,那么患者肯定会有同感。我对诸如达菲这样的药物持怀疑态度,但出于对再次暴发1918年流感大流行那样的疫情的担忧,我不得不思考:如果像"1918"那样的流感病毒从鸟类或猪那里传给人类,我们有什么与之对抗的武器吗?难道用法尔茅斯的工厂产生的有毒烟雾吗?在1918年流感大流行发生后的一个世纪,我们仍然没有对抗流感的万能药。我们仍然采用不完美的治疗方法,通过储备像达菲这样的药物以寻求安心,只是为了以防万一。前美国疾病控制与预防中心的一位现场专员完美总结了我们的困境和能力极限,他告诉我:"达菲没有效果。所以赶快服用达菲吧。"

1　D. Runde, "Still Prescribing Oseltamivir?", *Emergency Medicine News* 39, no. 4.(2017):1, 41.

9

寻找流感疫苗

　　疫苗接种[1]是一种用微生物感染健康的人以预防疾病的过程，其历史至少可以追溯到 1000 年前。早在 10 世纪，中国人就采用了某种接种方法[2]，而在 18 世纪的孟加拉（现在的印度和孟加拉国），婆罗门种姓的人在其宗教仪式中使用了疫苗接种。每年春天，祭司都会前往印度乡村[3]，在人的身上切刮一块银币大小的皮肤，使之出血，然后用含有天花病毒和两三滴恒河水的棉球擦拭出血部位。

　　疫苗是现代医学取得的一项重大成功。正是因为有了疫苗，我们不再容易罹患天花、脊髓灰质炎或麻疹。然而，流感疫苗则截然不同，其有效性因患者、人群和时间而异。它

1　术语"vaccination"（疫苗接种）和"inoculation"（接种）作为同义词使用。

2　C. P. Gross and K. A. Sepkowitz, "The Myth of the Medical Breakthrough: Smallpox, Vaccination, and Jenner Reconsidered", *International Journal of Infectious Disease* 3, no. 1（1998）: 50-54.

3　NeilsBrimnes, "Variolation, Vaccination and Popular Resistance in Early Colonial South India", *Medical History* 48, no. 2（2004）: 199-228.

每一季都需要更新，即使在表现好的年份，其有效性通常也不会超过 50%。我们可能会依赖流感疫苗来避免感染流感，但事实证明，我们距离可靠的流感疫苗仍然非常遥远。

现代疫苗的产生通常归功于 1749 年出生的英国医生爱德华·詹纳（Edward Jenner）[1]。詹纳具有敏锐的观察力，对自然界抱有浓厚的兴趣，并且抽出时间进行认真学习和艺术游历。他的研究范围非常广泛——从氢气球到杜鹃的生命周期，他还写诗、拉小提琴，但天花——或者更确切地说，根除天花——是他的伟大贡献。正是因为有了詹纳，我们今天才不再担心天花病毒。

152

天花是一种恶性疾病，致死率超过 75%。然而在 18 世纪，有一种人似乎对天花具有免疫力：挤奶女工。根据观察，在她们挤奶的过程中，这些女性接触到了较为温和的牛天花病毒，即"牛痘"。此后，这些女性便对更加致命的人类天花病毒产生了免疫力。牛痘中的一些物质可以预防天花。因此在 1796 年，爱德华·詹纳从一名挤奶女工手部的新鲜脓包中取出脓液，并将其注入一个名叫詹姆斯·菲普斯（James Phipps）的小男孩的皮肤下。在经历了一次短暂的轻微疾病后，菲普斯完全康复了。詹纳然后重复地用天花病变的刮屑感染这名

---

1 传记信息来自 S. 里德尔（S. Riedel），"Edward Jenner and the History of Smallpox and Vaccination"，*Proceedings*（*Baylor University Medical Center*）18, no.1（2005）: 21-25.

男孩，但他再未生过病。詹纳根据拉丁语"牛痘"（vaccinae）一词，将该过程命名为"疫苗接种"（vaccination）。这一技术迅速传播到 19 世纪的英格兰及其他地区，挽救了无数生命，促使人们对该技术进行改进，并改变了历史进程。

詹纳的天花疫苗在接下来的几十年中得到改良，并很快出现了其他疫苗。路易·巴斯德为鸡霍乱和炭疽等动物疾病开发了数种疫苗，但他最重要的贡献是狂犬病疫苗。在 19 世纪，狂犬病是一种常见的致命疾病。人一旦被携带狂犬病毒的动物咬伤，病毒就会慢慢繁殖并感染大脑和神经系统。巴斯德不知道病毒的原因，但这并不重要。他解剖并干燥了受感染动物的脊髓，然后将其注入试验动物体内，试验动物之后便对狂犬病表现出免疫力。事实上，巴斯德所做的是削弱病毒，使其具有最合适的毒性。因此，病毒既不会强到具有杀伤力，也不会弱到被我们的免疫系统所忽视。

一百年前，在 1918 年流感大流行期间，并不存在流感疫苗。需要记住的是，我们并不知道导致流感的确切原因，因此也就无法制造疫苗来保护我们。但这并未妨碍科学家和医生采取一切措施来对抗疫情。1919 年，来自明尼苏达州罗切斯特市梅奥诊所的爱德华·罗森诺（Edward Rosenow）恳请他的同事停止对流感病因的争吵[1]，并专注于这些正在肆虐的

153

---

1 E. Rosenow, "Prophylactic Inoculation against Respiratory Infections", *JAMA* 72, no. 1 (1919): 31-34.

细菌。他从罗切斯特市流感患者的痰和肺中分离出了几种细菌，配制出含有 5 种不同细菌的疫苗，分发给 10 万人。在位于波士顿的塔夫茨大学（Tufts College）医学院，通过利用来自切尔西海军医院（the Chelsea Naval Hospital）的菌株、卡尼医院一名护士的鼻涕以及德文斯军营医院的受感染患者，蒂莫西·利里（Timothy Leary）博士（和他同名的侄子也将成为一名从事迷幻药研究的医生）研制出了混合疫苗[1]。利里将这些样品混合在一起，在琼脂板上进行培养，然后对混合物进行灭菌。他研制的疫苗被送往旧金山，至少有 1.8 万人接种了该疫苗[2]。

他们以及其他人的努力给饱受流感病毒蹂躏的美国带来了希望。当时的一位卫生官员写道，流感疫苗的最大价值在于缓解了"流感恐惧症"[3]。担心和恐惧，与疾病本身一样猖獗，任何能带来精神救助的疫苗都受到了人们的欢迎。当然，没有证据表明这些疫苗确实有效[4]。今天，医生们会尽量确保疫苗试验符合严格的标准，但一个世纪以前并不存在这些标准。例如，许多疫苗试验的对象是流感大流行早期阶段结束后的幸

1　Timothy Leary, "The Use of the Influenza Vaccine in the Present Epidemic", *American Journal of Public Health* 8, no. 10（1918）: 754-55.

2　Crosby, *America's Forgotten Pandemic*, 100.

3　Price, "Influenza—Destroyer and Teacher", 368.

4　J. M. Eyler, "The State of Science, Microbiology, and Vaccines Circa 1918", *Public Health Reports* 125, suppl. 3（2010）: 27-36.

存者，这意味着试验对象在总体上具有一定程度的免疫力。

154 1933 年流感病毒被确定后，疫苗研究进程开始加速[1]。从此以后，科学家便可以直击流感疫情的元凶，而不是应对疫情暴发后的混乱局面。起初，苏联在该领域取得了领先地位，他们通过在鸡蛋之间移植流感病毒，从而降低病毒的毒性。约有 10 亿苏联人使用了活体弱化流感病毒来接种疫苗，这种方法在 20 世纪末仍在使用。这种方法看似取得了成功，但由于从未对活体流感疫苗进行严格的检测，因此它仍然存在风险。由于这种疫苗使用了活体病毒，因此它可以与其他病毒株杂交，从而变成毒性更强的变体。

因此，疫苗研究人员将注意力转向研制含有所谓的"非活性"菌株的疫苗。病毒仍然在鸡胚胎中进行培养，但这种方法采用福尔马林液浸泡，以使其失去活性。尽管需要更高剂量的非活性疫苗来产生免疫应答，但不用担心病毒复制。

在最初几年，流感疫苗只含有一种甲型流感病毒，因为据人们所知，这是唯一存在的流感病毒。1940 年又发现了乙型流感病毒，从此，人们需要不断地调整疫苗以应对多种持续进化的病毒株。到 20 世纪 50 年代，出现了一种对甲型流感和乙型流感都有效的二价疫苗，但病毒的进化速度一直远

---

1 以下段落中的信息来源于 C. 哈穆恩（C. Hannoun），"The Evolving History of Influenza Viruses and Influenza Vaccines"，*Expert Review of Vaccines* 12, no. 9（2013）：1085-94.

超疫苗发展的速度。到 20 世纪 70 年代末，科学家研制出了一种三价疫苗，以对抗 3 种病毒株。在 2016-2017 年流感季期间，美国制造的大多数疫苗是四价的。根据过去的经验，我们可能很快就会使用五价甚至六价疫苗。过去的 100 年间，我们一直在与流感病毒进行持续的军备竞赛。

————

优质流感疫苗的关键是将其与特定流感季中肆虐的病毒株相匹配。挑战在于生产疫苗需要大约 6 个月的时间，因此制造商的疫苗配方必须建立在世界卫生组织牵头进行的一些细致检测上。全球 80 个国家大约有 110 个世界卫生组织流感中心，接受来自流感样疾病患者的鼻涕和咽拭子。这些流感中心会识别正在流行的流感病毒株[1]，偶尔也会发现新的病毒株。当发现新病毒株时，它们会将其送往位于伦敦、亚特兰大、墨尔本、东京或北京的 5 个合作中心中的一个，以进行更详细的分子分析。世界卫生组织每年召开两次会议（2 月会议的议题为北半球，9 月会议的议题为南半球），以整理所有信息，并为即将到来的流感季推荐疫苗配方。在美国，位于

155

————

1　C. Gerdil，"The Annual Production Cycle for Influenza Vaccine"，*Vaccine* 21，no. 16（2003）: 1776-79; "CDC Selecting Viruses for the Flu Season 2016"，Centers for Disense Control and Prevention，2018 年 4 月 30 日登录。https://www.cdc.gov/flu/about/season/vaccine-selection.htm.

亚特兰大的疾病控制与预防中心提供其他的国内数据，而美国食品药品监督管理局对疫苗的配方做最终决定。此后，制造商大约有 6 个月的时间将推荐的流感疫苗推向市场。

因为流感病毒变异速度极快，所以，确定精确配方非常具有挑战性。在一些流感季，疫苗非常对症，但情况并非总是如此。如果病毒在 2 月的世界卫生组织会议之后变异，疫苗和病毒就会不匹配。匹配率越低，疫苗的效果就越差。在情况较好的年份，预计疫苗的有效率会达到 50%~60%。在 2004-2005 年的流感季，这个数字只有 10%[1]，意味着疫苗出现了重大失败。2014-2015 年的流感季也是个失败的例子，因为新出现的 H3 病毒株未被纳入疫苗，导致疫苗有效率仅为 19%，而这一数字在上一个流感季则超过了 50%。在我写作本书时，我们正处于 2017-2018 年流感季的中期[2]。到目前为止，住院患者人数将要

1　疫苗有效性的数据来自 "Seasonal Influenza Vaccine Effectiveness, 2005-2018", Centers for Disease Control and Prevention, 2018 年 5 月 3 日登录。https://www.cdc.gov/flu/professionals/vaccination/effectiveness-studies.htm.

2　D. McNeil, "It's Not Just You. Lots of People Caught the Flu", *New York Times*, January 19, 2018, A12; D. M. Skowronski et al., "Early Season Co-circulation of Influenza A（H3N2）and B（Yamagata）: Interim Estimates of 2017/18 Vaccine Effectiveness, Canada, January 2018", *Eurosurveillance*23, no. 5（2018）: 18-00035. 最近的一篇论文估计，疫苗的整体有效率为 36%，但对流行的 H3N2 病毒的有效率只有 25%。参见 B. Flannery et al., "Interim Estimates of 2017-18 Seasonal Influenza Vaccine Effectiveness—United States, February 2018", *Morbidity and Mortality Weekly Report* 67（2018）: 180-85.

刷新纪录，而疫苗的有效率似乎不到20%。

即使疫苗和病毒的匹配率较高，不同的人群也会对它产生不同的反应。儿童对疫苗的反应非常好。老年患者的情况更加复杂，他们的整体免疫系统较弱，但会终生积累天然免疫力。可以这样说，在经历了许多流感季之后，他们的免疫系统比年轻人更成熟。

美国和其他大多数发达国家强烈建议老年人接种流感疫苗。一项研究对10个流感季中的18个不同群体进行了比较，结果发现，通过接种疫苗，老年人在冬季的整体死亡率竟然降低了50%。但美国疾病控制与预防中心的流行病学家已经证明，老年人的流感死亡率随着疫苗接种率的增加而上升[1]，这引发了对老年人接种疫苗紧迫性的质疑。根本问题是，即使老年人接种了疫苗，他们仍然是最有可能死于流感的人群。

一种更好地保护老年人的方法是为完全不同的人群接种疫苗：学龄儿童。这种想法在日本的一项自然实验[2]中得到了充分证明。1962年至1987年，大多数日本学龄儿童接种了流感疫苗，这种强制性疫苗接种一度持续了整整10年。疫苗接

1　W. W. Thompson et al., "Mortality Associated with Influenza and Respiratory Syncytial Virus in the United States", *JAMA* 289, no. 2（2003）: 176-86.

2　T. A. Reichert et al., "The Japanese Experience with Vaccinating Schoolchildren against Influenza", *New England Journal of Medicine* 344, no. 12（2001）: 889-96.

种率增加到 85% 左右，但强制性疫苗接种计划于 1994 年停止。在接下来的几年里，老年人在流感季期间的死亡人数有所增加。在美国，由于疫苗接种政策没有变化，同一流感季的老年人死亡率保持不变。换句话说，为一个人群接种疫苗会使另一个人群受益。

可以用多种方式解读数据，而且每个国家都相应地制定了自己的政策。自 2008 年以来，美国疾病控制与预防中心已向美国所有健康儿童推荐接种流感疫苗。2013 年，英国分阶段实施了儿童流感疫苗接种政策，而大多数欧洲国家并未实施该政策[1]。德国只向老年人提供免费疫苗[2]，而父母必须付费为孩子接种疫苗。在整个欧洲，儿童疫苗接种率为 15%，而这一数字在美国接近 60%[3]。如果流感疫苗确实是人类抗击流感的最有效武器，为什么人们对它的利用率却大相径庭？

157

因为遵循了美国疾病控制与预防中心的建议，因此我的同

---

1 A. McGuire, M. Drummond, and S. Keeping, "Childhood and Adolescent Influenza Vaccination in Europe: A Review of Current Policies and Recommendations for the Future", *Expert Review of Vaccines* 15, no. 5 (2016) : 659-70.

2 同上。

3 "Flu Vaccination Coverage, United States, 2015-16 Influenza Season", Centers for Disease Control and Prevention, 2018年4月30日登录。https://www.cdc.gov/flu/fluvaxview/coverage-1516estimates.htm.

事们在乔治·华盛顿大学医院为彼此注射了流感疫苗。几个月后，当流感患者开始涌入急诊室时，我会问他们是否接种了流感疫苗。许多人接种了流感疫苗，但他们仍然感染了流感。我非常清楚他们的感受。我唯一一次以病人的身份前往急诊室，是因为我得了严重的流感，而我当时已经接种了流感疫苗。

尽管流感疫苗常常没有效果，但美国人每年都会收到接种疫苗的提醒并抽出时间去接种。到8月底，药店就会张贴宣传海报，而医生办公室则会做好准备。许多工作场所和礼拜场所都会提供疫苗，医院要求所有医疗服务人员接种疫苗。这项工作由美国疾病控制与预防中心推动，它推荐所有半岁以上的人接种流感疫苗。一张美国疾病控制与预防中心的海报[1]引起了我的注意，上面写道："谁需要接种流感疫苗？a）你 b）你 c）你 d）以上所有选项"（正确答案是d——如果你想知道的话。）这张海报提醒我们，"即使健康的人也会感染流感，而且情况可能会较为严重"。这条消息更为明确地指出："所有半岁以上的人都应该接种流感疫苗。说的就是你。"

关于在美国使用疫苗的建议是由免疫实践咨询委员会（the Advisory Committee On Immunization Practices, ACIP）提出的，该委员会由十几位具有疫苗接种研究、公共卫生和卫

1　Centers for Disease Control and Prevention. 2018年4月30日登录. https://www.cdc.gov/flu/pdf/freeresources/general/p_universal_question_officeprint.pdf.

生政策背景的专家组成，每年召开 3 次会议，审查所有出现的新证据，并向美国疾病控制与预防中心主任提供有关疫苗使用的建议和指导。在 2006 年，该委员会建议流感疫苗应仅针对具有流感并发症高风险的人群和50 岁以上的成人[1]。但几年后，它建议所有半岁以上的人都应该接种流感疫苗。此后这项建议就一直保持不变。

然而，其他国家并未效仿美国疾病控制与预防中心为每个人接种疫苗的公共卫生运动。欧洲和澳大利亚仅向年轻人、老年人和患有潜在疾病的人推荐疫苗，健康的成年人不在建议范围之内。由于对流感病例的定义不同，每个国家收集统计数据的方式也不同，因此很难比较不同国家的流感死亡率。通常，病毒性流感和细菌性肺炎的死亡病例被列在一起。因此，对从美国和英国获得的数据进行比较颇具挑战性[2]。在英国，2014 年流感死亡率为 0.2/ 100000，这一数字在美国为 1.4/100000。美国的流感死亡率是英国的 7 倍，而英国的疫苗接种率远低于美国。必须谨慎解读这些数字，但它们至少表明

1　A. E. Fiore et al., "Prevention and Control of Influenza with Vaccines: Recommendations of the Advisory Committee on Immunization Practices（ACIP），2010", *MMWR Recommendations and Reports* 59, no. RR-8（2010）:1-62.

2　对于美国，我采用了 K.D. 科哈内克（K.D. Kochanek）等人的论文，"Deaths: Final Data for 2014", *National Vital Statistics Reports* 65, no. 4（2016），Table 11. 对于英国，我采用了由英国国家统计局负责管理的 NOMIS。网址为 https://www.nomisweb.co.uk/.

英国采取的措施是合理的。

我们如何才能恰当地确定美国实施的"全民接种疫苗"计划是否比英国的"部分人接种疫苗"计划挽救了更多生命、保护了更多人？我们必须进行严谨的临床研究，并且由于在医疗保健服务中存在差异，因此需要在一个国家内完成此类研究。也许对于一个流感季，我们应该鼓励每个人都接种疫苗，而对于下一个流感季，我们只鼓励那些面临更大风险的人接种疫苗。我们可以比较两组之间的流感死亡率，从而得到答案。

当然，情况比这更复杂。由于流感的死亡率非常低，我们需要招募数十万名患者，以确定疫苗是否发挥了效果。我们还必须确定那些病人确实感染了流感病毒，而不是导致流感样疾病的病毒。这将需要提取数十万名患者的咽拭子并将样本送到实验室进行检测。这一过程将消耗大量的时间和金钱。此类试验也可能受到每年流行的流感病毒株的影响。如果某一年的病毒比下一年的病毒更具传染性或更致命，试验便不会收到任何效果。

159

我们可以从小型试验中收集证据并观察趋势。2014 年，科克伦协作组织就使用了这种方法[1]，当时他们审查了所有评估流感疫苗对健康美国成年人影响的研究。这是一项艰巨的任务，共有 90 项研究对比了接种疫苗和不接种疫苗的结果，

1　V. Demicheli et al., "Vaccines for Preventing Influenza in Healthy Adults", *Cochrane Database of Systematic Reviews* 3（2014）: CD001269.

涉及 800 万名患者。其中一些试验可能仅包括几千名患者，因此不足以给出明确的答案。而其他试验的参与者可能不是被随机地分配到疫苗组和安慰剂组。但综合起来，这些试验的缺点和优点能够得到平衡。

科克伦协作组织的审查发现，流感疫苗对健康成年人的影响"很小"。未接种疫苗的人患病率大约为 2.5%，而接种疫苗的人患病率为 1.1%。他们之间的患病率差异太小。换句话说，需要为 71 人接种疫苗才能预防 1 例流感病例。疫苗没有降低请假次数或住院次数。因此，疫苗确实可以预防年轻的健康成年人感染流感，但概率并不高。那么，为什么美国仍然推荐全民接种疫苗，而英国却没有？

与达菲一样，原因可归结为语言。张贴在医生办公室的海报上，美国疾病控制与预防中心这样描述流感[1]：

> 流感可能使人咳嗽、喉咙疼、发烧。患者也可能出现流鼻涕或鼻塞、疲倦、身体疼痛，或表明他们患病的其他症状。流感每年都会发生，在美国的秋冬季节则更为常见。所有年龄段的人，从婴儿、年轻人到老年人，

1　Centers for Disease Control and Prevention，2018 年 4 月 30 日登录。https://www.cdc.gov/immigrantrefugeehealth/pdf/seasonal-flu/flu_and_you_english_508.pdf. 美国疾病控制与预防中心有许多宣传海报，可以张贴在医生办公室。

都可能感染流感。

情况并不太糟糕。但是，在美国疾病控制与预防中心流感网站的主页上却有如下信息[1]：

160

流感可以导致轻度至重度疾病，严重的可能导致住院或死亡。有些人，例如老年人、幼儿和具有某些健康状况的人，出现严重流感并发症的风险很高。预防流感的最佳方法是每年接种疫苗。

美国疾病控制与预防中心对抗流感的方法，使人感觉流感是一种可以通过疫苗预防的潜在致命疾病。英国则采取另一种方法。以下是英国国家医疗服务体系对流感的建议[2]：

流感是一种常见的传染性病毒疾病，通过咳嗽和打喷嚏传染。流感患者可能会感觉非常糟糕，但通常会在一周左右后开始康复……[如果你是健康的成年人，]如果你具有流感样症状，通常无须去看医生。最好的办法

1 "About Flu"，Centers for Disease Control and Prevention，2018 年 4 月 30 日登录。https://www.cdc.gov/flu/about/index.html.
2 "Flu"，My Health London. 2018 年 4 月 30 日登录。https://www.myhealth.london.nhs.uk/flu.

是在家休息、注意保暖、并且多喝水以防止脱水。

其中，并未提到流感会产生导致死亡的并发症。只是让人们"保持冷静，正常生活"，就像在 1918 年流感大流行期间一样。在英国人看来，流感最多可能令人有点厌恶[1]：

> 大多数人将完全康复，不会再产生任何问题，但老年人和患有某些长期疾病的人更容易感染重度流感或出现严重的并发症，如胸部感染。

流感到底是杀手还是小毛病呢？事实是，流感每年都会杀死许多美国人和英国人。但我们还知道，对于几乎所有的健康人来说，流感只不过是一种小毛病。两种说法都是正确的。这便是流感的本质。它是复杂的、神秘的，会导致一些患者身体不适，也会导致一些患者死亡。只是英国和美国对其的量化方式不同而已。

英国的疾病控制与预防中心疫苗咨询委员会被称为英国疫苗接种和免疫联合委员会（the Joint Committee on Vaccination and Immunisation, JCVI）。该委员会每年召开 3 次会议，审查科学证据，并在需要改变疫苗接种政策时向英国

1　"Flu", My Health London. 2018 年 4 月 30 日登录。https://www.myhealth.london.nhs.uk/flu.

卫生部长提出建议。英国疫苗接种和免疫联合委员会主席安德鲁·波拉德（Andrew Pollard）原本是一名儿科医生，现为牛津大学儿科感染和免疫学教授。波拉德非常了解流感产生的多种影响[1]，但对英国疫苗接种和免疫联合委员会来说，最重要的衡量标准是成本效益。

当生命受到威胁时，关注成本的行为可能看起来冷酷无情，但由于资金和资源是有限的，鲁莽或错误的资金使用可能会导致不良的医疗实践或更大的伤害。例如，为心脏病患者花费 100 万美元购买药物，每年可能挽救 1000 人的生命，如果把这 100 万美元用于宫颈癌筛查，每年将挽救 6 万名妇女的生命。哪一个更重要？挽救 1000 个生命还是 6 万个生命？问题的答案往往取决于是谁在提问（以及所患的疾病是哪一种）。

安德鲁·波拉德和他在英国疫苗接种和免疫联合委员会的团队查看了有关衡量流感疫苗成本效益的研究。他们得出的结论是，鉴于极少有健康的年轻成年人因流感而产生严重的病情或死亡，因此对该群体进行疫苗接种并不符合成本效益。

波拉德的委员会测算了卫生系统本身的成本：疫苗的成本是多少，以及患者在医院或重症监护室的住院天数减少了多少。他们还评估了疫苗对患者因流感相关问题而进行就诊的次数的影响。他们没有测算的是更大的社会成本，包括劳

1　下文的大部分信息基于 2017 年 7 月 22 日对波拉德的电话采访。

动力损失、工资损失或父母必须照顾孩子的时间。这些也是对社会造成的负担，但英国疫苗接种和免疫联合委员会没有把它们考虑进去。当疫苗接种的对象是儿童、老人、身患疾病的人和孕妇时，疫苗对医疗系统来说便具有成本效益。给健康的年轻成年人接种疫苗不符合成本效益。

在美国，疫苗的成本效益因素不太重要[1]，更重要的是疫苗有没有效果。这导致了美国和英国在疫苗接种政策上的另一个不同，这个不同之处涉及水痘疫苗。水痘疫苗可以预防水痘和带状疱疹，带状疱疹是水痘的后期并发症。美国建议所有儿童接种水痘疫苗，首次接种是在1岁的时候，4年后是疫苗加强剂。在英国，水痘疫苗未被列入儿童疫苗清单（但是建议70岁以上的人接种该疫苗[2]，因为它可以预防带状疱疹的发生）。在美国，如果某种疫苗已被证明可以安全地发挥效果，疾病控制与预防中心通常会推荐它。

要知道，在1976年流感爆发之初，福特总统必须在两种完全合理的建议中做出选择。一种是尽快地给尽可能多的人接种疫苗；另一种是储备疫苗并观察情况是否会变得更加糟

---

1 "美国的研究表明，给健康的成年工人接种疫苗可以降低缺勤率和看医生的次数。当流感疫苗和流行的病毒匹配上，这种优势显而易见。在绝大多数时间，疫苗并不能够提供全面的经济效益。"参见 C. B. Bridges et al., "Effectiveness and Cost-Benefit of Influenza Vaccination of Healthy Working Adults: A Randomized Controlled Trial", *JAMA* 284, no. 13 (2000): 1655-63.

2 "Shingles vaccine FAQs", NHS. 2018年4月30日登录. https://www.nhs.uk/conditions/vaccinations/shingles-vaccine-questions-and-answers.

糕。福特总统拒绝了等待和观察。

"我们不能拿国民的健康冒险，"你可能还记得他曾这样表示，"过度反应要好于反应不足。"[1]

这便是美国医疗服务中一条最重要原则。我们随时准备采取更多行动，尝试最新的药物或外科手术，因为我们不想冒险。与其他西方国家相比，我们对胸痛患者进行了更多的心脏侵入性研究，但没有真正改善他们的状况。我们将更多患者送入重症监护病房[2]，尽管平均而言，他们的病情没有比国外的病人严重。我们对接近癌症晚期的患者采用更多的化疗手段[3]，尽管这既不会改善他们的生命质量，也不会延长他们的生命。我们之所以做这些事情，是因为我们有这个能力，否则的话会被视为放弃——即使我们不做这么多也是非常明智和善意的决定。

流感不是癌症，也不是心脏病。但我们对它的态度代表

1　Sencer and Millar, "Reflections on the 1976 Swine Flu Vaccination Program".

2　S. Murthy and H. Wunsch, "Clinical Review: International Comparisons in Critical Care—Lessons Learned", *Critical Care* 16, no. 2（2012）: 218. 在英国，每10万人约拥有5张重症监护床。美国的这一数值大约是英国的5倍，即每10万人拥有25张重症监护病床。英国人的预期寿命高于美国人。参见 M. Prin and H. Wunsch, "International Comparisons of Intensive Care: Informing Outcomes and Improving Standards", *Current Opinion in Critical Care* 18, no. 6（2012）: 700-706.

3　Ezekiel Emanuel and Justin Bekelman, "Is It Better to Die in America or in England?", *New York Times*, January 16, 2016.

了我们对其他疾病的态度。反应过度是一种更好的选择。如果存在可以选择的选项，我们就会尝试。由于许多疫苗在预防和根除某些可怕的传染病方面取得了巨大成功，我们预计流感疫苗也会达到这样的效果。这是另一种高科技解决方案。对大多数人来说，"疫苗"一词意味着它会使你远离疾病。在制定公共服务公告时，如果想要达到既朗朗上口又准确表达出微妙信息的效果，难度非常大。

目前的版本是："为所有半岁以上的人接种疫苗。"它即易于理解又易于记忆。一种更为准确但更加笨拙的版本是："为学龄儿童和孕妇接种疫苗，也可以为老年人（但存在矛盾的证据）和慢性病患者接种疫苗，但不需要为健康的年轻成年人接种疫苗。"这一信息不太适合张贴在公告板上。在这种情况下，细微差别可能会引发危险。

寻找更好流感疫苗的努力仍在继续。最好的流感疫苗应具有以下特点：涵盖所有可能的流感病毒株（因此将不存在疫苗接种不匹配的问题），并且只需接种一次，而不是像现在这样每年接种一次。全球有数十家研究实验室都在致力于研制这种所谓的通用疫苗，但到目前为止尚未成功。流感病毒变异速度极快，因此我们想用一次预防接种的方法击败流感的做法总是以失败告终。虽然流感是一种常见疾病，但找到一种有效的流感疫苗仍然是一项极具挑战性的工作。

10

有关流感的商业活动

在 2014—2015 年的流感季，疫苗对甲型流感病毒株的有效率仅为 29%。许多老年患者感染了流感并死于流感引发的细菌性肺炎。在英格兰和威尔士，根据政府的统计数据，这一数字出现了增长。例如，与 2014 年 1 月相比，2015 年 1 月的死亡人数增加了 1.2 万人[1]。30 年来流感死亡率一直在稳步下降，而现在其上升幅度超过了 5%。没有人知道确切的原因。原因或许应该归于对英国国家医疗服务体系预算的削减。救护车数量减少，急诊科排队时间更长，医院工作人员比以往更加短缺。但苏格兰国民医疗服务体系的预算没有削减，而那里的死亡率增加了 6% 以上。在整个欧洲，在年龄超过 65 岁的人中，超过 21.7 万人死亡[2]。

---

1 N. Hawkes, "Sharp Spike in Deaths in England and Wales Needs Investigating, Says Public Health Expert," *British Medical Journal* 352 (2016): 1981.

2 L. Hiam et al., "What Caused the Spike in Mortality in England and Wales in January 2015?", *Journal of the Royal Society of Medicine* 110, no. 4 (2017): 131-37.

疫苗在那一年的有效率如此之低并不奇怪，因为疫苗有时与流行的病毒株相匹配，有时则不会。奇怪的是精明的金融机构对待死亡人数飙升的方式。老年人数量的降低意味着领取的退休福利的减少，这对退休基金管理人员来说是一个福音。死亡人数的增加释放了超过 280 亿英镑的养老金债务[1]，这意味着银行和经理人有巨额资金用于其他投资。死亡人数的飙升肯定是异常现象，但金融部门对此进行了仔细审查，以发现任何趋势的蛛丝马迹。因为其中涉及的资金数额巨大，因此必须这样做。

"从养老金计划的角度来看，这些新数据仅仅反映了大致情况，"世界上最大的一家人力资源公司美世（Mercer）公司的合伙人安德鲁·沃德（Andrew Ward）表示，"因为预期寿命每增加一年，便可以使负债增加 5%，因此仍存在一些重大风险"。

这些计算都相当冷静、残酷，但商业总归是商业。我的学位是医学博士而不是工商管理硕士，而且当时医学院没有开设任何医学商业课程。我想本应该开设此类课程的，因为医疗和商业之间存在紧密的关系。医疗服务既需要花钱，也能够赚钱。流感的暴发与纽约证券交易所开盘时间一样规律。

1　"Slowdown in Life Expectancy Could Ease Pension Deficit by £28 Billion, Says Mercer", Mercer. 2018 年 4 月 30 日登录. https://www.uk.mercer.com/newsroom/continuous-mortality-investigation-pensions-risk.html.

我们为之购买保险，以很高的成本储备达菲和其他药品，最终目的是防止产生成本更高的流感大流行。流感影响商业，而商业又反过来影响流感。

这种情况至少持续了一个世纪。1918 年，老年人靠养老金生活，很少有人购买寿险。而年轻人更有可能购买寿险，并且死于流感大流行的人数更多，意味着保险公司一定会亏损。事实正是如此。1918 年 10 月，英国衡平人寿保险社（the Equitable Life Assurance Society）支付的赔付额是前一年的 7 倍多。大都会人寿保险公司（The Metropolitan Life Insurance Company）支付的理赔金额比预期金额高出 2400 万美元[1]，相当于今天的 3.7 亿美元。

人寿保险业遭受重创。但 1918 年流感大流行还带来了其他经济方面的影响，其中一些影响使幸存者颇为受益。大批处于劳动年龄的男男女女纷纷病倒，停止工作，引发了劳动力短缺问题。许多中年人的离世导致劳动力供给减少，工人纷纷提出涨薪。在一些流感死亡率较高的州和城市，工人的工资增长更快[2]。一项经济研究表明，在流感大流行暴发之后的几年里，流感对人均收入的增长产生了"巨大而强劲"的

167

1　Crosby, *America's Forgotten Pandemic*, 312.

2　Thomas Garrett, "War and Pestilence as Labor Market Shocks: U.S. Manufacturing Wage Growth 1914-1919", *Economic Inquiry* 47, no. 4（2009）: 711-25.

积极影响[1]。某个家庭的悲剧却为另一个家庭带来了新的机遇以及更美好的生活。

然而，这场大流行性疾病给许多行业带来了毁灭性的打击。在美国孟菲斯，由于没人开火车，铁路服务被削减。在肯塔基州和田纳西州，煤炭开采量减少了一半。在小石城（Little Rock），商人的收入下降了 70%。纽约市将营业时间错开，以减少人与人之间的接触，但业主和制造商向卫生局投诉，称这种做法有点过分[2]。不久，银行、剧院和百货公司重新商定了营业时间表[3]，允许延长营业时间。

从个体角度来看，流感也对经济产生了影响。1918 年，与富人相比，穷人更容易因流感死亡。拥挤的居住条件为病毒的传播创造了适合的环境，因为病毒可以通过咳嗽与打喷嚏在人与人之间进行传播。那些在社会经济上处于弱势地位的人遭受着营养不良的折磨，更易受到这种疾病及其并发症的影响。一份报告显示，"穷人"死于流感的可能性是"富

1　Elizabeth Brainerd and Mark V. Siegler, "The Economic Effects of the 1918 Influenza Epidemic", CEPR Discussion Paper, no. 3791（2003）.

2　这些例子来自托马斯·加勒特（Thomas Garrett），"Pandemic Economics: The 1918 Infuenza and Its Modern-Day Implications", *Federal Reserve Bank of St. Louis Review* 90, no. 2（2008）: 75-93.

3　F. Aimone, "The 1918 Influenza Epidemic in New York City: A Review of the Public Health Response", *Public Health Reports* 125, suppl. 3（2010）: 71-79.

人"的 3 倍[1]。与住在一居室的人相比，住在四居室的人死亡率降低了 56%[2]。当然，在流感面前，富人也不能幸免，例如美国前总统格罗弗·克利夫兰的妹妹、《神探·福尔摩斯探案集》的作者亚瑟·柯南·道尔爵士[3]的家人以及总统唐纳德·特朗普的祖父弗雷德里克都死于流感[4]。但当时与现在一样，社会经济地位是健康和生存的重要预测因素。

1918 年病毒带来的财务影响甚至波及那些尚未出生之人的未来与生活。哥伦比亚大学经济学家道格拉斯·阿尔蒙德（Douglas Almond）[5]分析了当时的三大群体：1918 年出生且自婴儿时期就接触到大流行性疾病的群体、1919 年出生且在母体里就接触到大流行性疾病的群体以及 1920 年出生且根本没有接触到大流行性疾病的群体。在母体里就接触到大流行性疾病的群体，患生理缺陷的概率较高，受教育程度较低，成

168

1　E. Sydenstricker, "The Incidence of Influenza among Persons of Different Economic Status during the Epidemic of 1918", *Public Health Reports* 46, no. 4 (1931) : 154-70.

2　S. E. Mamelund, "A Socially Neutral Disease? Individual Social Class, Household Wealth and Mortality from Spanish Influenza in Two Socially Contrasting Parishes in Kristiania 1918-19", *Social Science & Medicine* 62, no. 4 (2006) : 923-40.

3　Louise Welsh, "Arthur Conan Doyle's Other Lost World", *Guardian*, May 24, 2009.

4　Gwenda Blair, *The Trumps: Three Generations That Built an Empire* (New York: Touchstone, 2000), 116-17.

5　Douglas Almond, "Is the 1918 Influenza Pandemic Over? Long-Term Effects of In Utero Influenza Exposure in the Post-1940 U.S. Population", *Journal of Political Economy* 114, no. 41 (2006) : 672-712.

年后收入也较低。与其他两个群体相比，在母体里就接触大流行性疾病的群体，完成高中学业的可能性降低了 5%，收入也少了近 10%。他们也更有可能领取社会福利，甚至进监狱。另一项研究发现，那些在母体内接触病毒的人，到 60 岁时患心脏病的概率要比其他人高出 20%。流感大流行以人们无法预料到的方式持续影响了人类几十年。

一些个体和企业却因大流行性疾病受益匪浅。人们对床垫的需求量很大，因为许多病人不得不待在家里卧床休息。药店与殡仪馆的生意都一样兴隆。费城的葬礼费用增长了 6 倍。《华盛顿邮报》对所谓的"令人毛骨悚然的棺材垄断"感到愤怒[1]，它认为这种垄断形式"以向人们索要天价的棺材费以及尸体处理费用，扼住了这个城市人民的咽喉。"如果你赚死人的钱，流感就是对你底线的抚慰。

在流感大流行期间，商业与健康的交织在纽约斯特兰德剧院（the Strand Theatre）得到了淋漓尽致的体现。1918 年 10 月，在大流行性疾病（但在当今公众的眼中只属于非常普通的疾病）暴发的背景下，一部查理·卓别林主演的新电影上映了。《夏尔洛从军记》（Shoulder Arms）是一部描写"一战"法国战场的战争喜剧，深受观众喜爱。也许他们需要借此分散注意力，找到离家外出的理由。由于观众人数众多，剧院

1　"The Ghoulish Coffin Trust", *Washington Post*, October 13, 1918, 4.

延长了电影放映时间。

剧院20岁的经理哈罗德·埃德尔在《电影世界》(*Moving Picture World*)周刊上刊登了一整页的广告[1]。埃德尔写道,有些影院因为"人们惊慌失措"而门可罗雀,所以他想称赞那些"冒着生命危险前来观影"的人们。在这则广告的底部,用双下划线和大号字体写着健康委员会(the Board of Health)的建议:"避开拥挤人群。"埃德尔的广告上还写道:"纽约人冒着生命危险,使斯特兰德剧院整周都座无虚席。"在黑暗动荡的时期,这无疑是个好商机。可惜埃德尔没能看到自己在报纸上刊登的广告,因为在广告付印的前一周,他就因流感而去世[2]。

169

————

将近一个世纪后,又有一个人因流感而获利,或者说是利用人们对流感的恐惧获利,而且最终也因流感丢了性命。2005年,年仅20岁的埃文·莫里斯(Evan Morris)被制药巨头罗氏聘请到华盛顿办公室做说客[3]。不久,莫里斯被委派去

————

1 *Moving Picture World*, November 9, 1918, 638.

2 Leslie DeBauche, *Reel Patriotism: The Moviesand World War I* (Madison: University of Wisconsin Press, 1997), 149

3 有关莫里斯的详情取自Brody Mullins, "Hidden Influence: The Fall of K Street's Renegade", *Wall Street Journal*, February 14, 2017, A1; 以及 C-SPAN对穆林斯的采访, "Q and A with Brody Mullins", C-SPAN. Accessed April 30, 2018. https://www.c-span.org/video/?424470-1/qa-brody-mullins.

管理一个初级游说团队，用 5000 万美元的预算来影响政府的决策。为了让事情顺利进行，并让政客们继续受益，莫里斯分别向民主党和共和党提供了 300 万美元的政治捐款。他成为华盛顿最成功的说客之一。2007 年，他在华盛顿郊区购买了一栋价值 170 万美元的房子。他的车库里停放了几辆保时捷。

华盛顿到处都是说客的影子。2016 年，共有 1.1 万个这样的说客[1]。他们拿着 31 亿美元的资金，来游说立法者和联邦政府支持那些对企业有利的规章制度。那一年，说客投入资金最多的不是能源行业，其投入只有区区 3.01 亿美元；也不是国防领域（只投入了 1.28 亿美元）。在游说上花费最多的行业当时是——现在也是——医疗保健业。2016 年，医疗保健行业在游说上花费了大约 5 亿美元，这笔款项中有一半来自制药公司。埃文·莫里斯是医药这个重要领域的大玩家，他因流感的暴发而大获成功。

时任总统乔治·沃克·布什发布 2005 年有关应对流感大流行新政策公告的前几周，莫里斯聘请了顾问，他们的任务只有一个：激起人们对禽流感的恐惧，以便售出更多的达菲。无论这种行为是否真的影响了总统的公告，但莫里斯对结果

_170_

1　所引用的这个数据和其他数据来自美国政治响应中心。见 "Lobbying Database", OpenSecrets.org. Accessed April 30, 2018. https://www.opensecrets.org/lobby/index.php.

很满意。作为国家战略储备物品，政府购买了价值超过10亿美元的达菲。莫里斯代表达菲制造商罗氏继续进行游说，并因此获得了丰厚的报酬。2011年，他以310万美元现金买下了切萨皮克湾的一处海景房。他称之为"达菲购买的房子"。

《华尔街日报》撰写了一篇有关莫里斯的引人入胜的报道。报道称，莫里斯的雇主随后收到匿名警告，称其"财务安排极不寻常"。莫里斯被指控涉嫌挪用数百万美元公款来维持自己的奢华生活，他还被指控向客户提供非法回扣。2015年7月9日，他被传唤到华盛顿办公室与法律事务负责人会面。莫里斯意识到他遇到了麻烦，于是缩短了会面时间，然后迅速抽身离开。他买了一支枪，驱车前往他最喜欢的高尔夫球场，吃了一顿牛排晚餐，请大家喝了一轮酒。他走到离俱乐部几百码远的一个火山坑前，手里拿着一瓶昂贵的香槟，把自己人寿保险公司和理财规划师的详细信息发给了妻子，然后开枪自杀了[1]。

目前还无法确定是否就是因为某个人的游说，美国政府便购买了价值10亿美元的达菲。但很明显，通过销售与流感有关的产品，人们可以一夜暴富。当利润与公益事业一样具有激励性时，类似埃文·莫里斯的故事就会见诸报端。

当然，游说可能是一种正面力量，尤其是在对抗大流行

1　Mullins, "Hidden Influence".

性疾病时。在过去的几十年里，许多团体提倡进行更多的艾滋病病毒研究。为此，美国国立卫生研究院（the National Institutes of Health）下拨10%的专项预算[1]。该笔研究经费每年大约有30亿美元——鉴于只有不足1%的美国人感染了艾滋病病毒[2]，这已经是一笔巨额资金。激进主义分子和说客提请立法者关注这种未引起人们重视的疾病，所以美国投入了更多的研究经费。虽然艾滋病仍然是一种严重的疾病，但抗病毒药物已经把它变成了一种在很大程度上可以控制的慢性疾病。如果没有人游说政府，这些药物就不会存在。

由于对流感大流行进行的相关游说，有几个行业也从中受益。科学家们希望自己的研究能够得到人们的支持，以便研发出更好的药物和疫苗。像美国国立卫生研究院和疾病控制与预防中心这样的联邦机构，有可能会获得更多的资助。制药公司希望生产并销售大量的药品。如果政府没有承诺购买数百万疫苗和抗病毒药物作为储备物资，企业就不会投资数十亿美元巨资将其推向市场。

我们要把钱用在解决问题上。仅美国卫生与社会服务部门

1　这一专项预算始于20世纪90年代，止于2015年，因为美国国会不再要求这样做。

2　"HIV In the United States"，Centers for Disease Control and Prevention，2018年4月30日登录。https://www.cdc.gov/hiv/statistics/overview/ataglance.html.

的某个特定办公室就获得了近 2.13 亿美元的资助[1]。类似的机构还有很多。为了预防和应对自然灾害和突发公共卫生事件，在 2006 年卡特里娜飓风之后，美国创办了备灾及应变助理秘书长办公室（Assistant Secretary for Preparedness and Response，ASPR）。其预算的 11% 用于预防传染病和大流行性流感的爆发。难道这样做就够了吗？

一位前备灾及应变助理秘书长办公室的官员表示，情况并非如此。他告诉我说："我们做的准备工作比以往任何时候都好，但是我们还没有为流感大流行做好充分准备。"他指出，与自然灾害不同，流行疾病的传播"较为缓慢"。流感以缓慢而稳定的方式进行传播。这意味着我们常常会忽视它的存在。联邦资金经常被用于更紧迫和更有形的灾难上，比如洪水或地震。这样的灾难会在没有任何预警的情况下袭来，所以亟须人道主义援助。

联邦的资源筹备具有周期性。一件不好的事情发生了，或者政府的一项职能失灵了，他们就用钱来解决问题。随着时间的推移，流感并没有大规模卷土重来，取而代之的是人们对筹备工作的厌倦。伴随着新的优先事项的制定，资金被用于其他领域——直到发生另一场灾难，此时整个周期又开

172

---

1 "HHS FY2016 Budget in Brief"，U.S Department of Health and Human Services. 2018 年 4 月 30 日登录 . https://www.hhs.gov/about/budget/budget-in-brief/phssef/index.html.

始了。人们不是恐慌，就是麻痹大意。因此，防范流感的资金援助因预算周期而迥异。2014 年，ASPR 收到了一笔 1.11 亿美元的资金用于防备流感。一年后，预算下降了 60%，只有 6800 万美元[1]。但 2017 年的情况要好一些[2]，防范流感大流行的预算增至 1.21 亿美元。在波动范围如此大的情况下，制定一个长达一年多的规划，极富挑战性，而且耗时多年的研究项目几乎不可能得到资助。我们需要把防范流感的措施纳入卫生保健系统，这样我们就可以把注意力放在漏洞上，而不是预算上。

———————

预防流感的支出只占治疗流感费用的一小部分。美国国立卫生研究院投入了巨资[3]。在流感研究项目上的投入巨大，每年的花费约 2.2 亿美元。这些研究范围涵盖病毒是如何进化

1　"HHS FY2016 Budget in Brief"，U.S Department of Health and Human Services. 2018 年 4 月 30 日登录 . https://www.hhs.gov/about/budget/budget-in-brief/phssef/index.html.

2　"HHS FY2017 Budget in Brief"，U.S.Department of Health and Human Service，2018 年 4 月 30 日登录。https://www.hhs.gov/about/budget/fy2017/budget-in-brief/phssef/index.html.

3　很难获得确切的金额，因为报告是通过查找任何带有"流感"等关键字的项目而编制的——即使有些项目专注于另外的主题。即便如此，这仍是我们最接近的估计。参 见"Estimates of Funding for Various Research, Condition, and Disease Categories（RCDC）"，NIH Portfolio Online Reporting Tools（Report）. 2018 年 4 月 30 日登录 . https://report.nih.gov/categorical_spending.aspx.

的，以及如何研制更好的疫苗和下一代流感药物等方方面面。美国国立卫生研究院估计，在研究上每投入1美元[1]，就会刺激私营企业花费8美元。在这方面，流感并不会消耗我们的经济。它就像一种激素，支撑着全国的就业与企业发展，包括让你能在家中客厅沙发上检测流感的初创企业。

我们会有家用工具来测量胆固醇值，检查我们是否怀孕以及是否感染艾滋病。但是，目前还不存在家用流感检测设备。加州一家名为Cue的公司希望能提供这样一种设备，作为一系列医学测试的构成内容，就像这家公司专题广告片[2]中所说的那样，"健康由你掌握"。接下来，广告切换成一个四五岁的孩子，正在用棉签擦鼻子。妈妈把棉签插入放在桌子上的一个银色盒子里——Cue机，然后她的iPhone上弹出一条信息："检测到流感！"妈妈淡定地按下医生联系键。屏幕上很快出现了一位医生，说他正在把处方送往当地药房。同时，爸爸收到一条警报："在您的家庭网络中检测到流感。"

在2009年猪流感爆发期间，Cue公司的两位创始人首次想到了家庭流感检测。鉴于当时的宣传以及媒体的炒作，商业机遇不可避免地呈现出来。最初，Cue公司从天使投资人

---

1 1：8的比例适用于8年后的基础研究，而临床研究在3年后产生更为适度的1：2的投资回报率。See "Impact of NIH Research", National Institutes of Health. 2018年4月30日登录. https://www.nih.gov/about-nih/what-we-do/impact-nih-research/our-society.

2 Cue.Me. 2018年4月30日登录. https://cue.me/#inflammation.

那里获得了 200 万美元的资金[1]，2014 年又获得了 750 万美元的资金。

其中一位创始人解释道："这项业务采用的是剃须刀和刀片模式。"[2] "我们并不打算靠剃须刀赚钱。"在这项业务中，剃须刀是一个光滑的银色测试工具，售价为 199 美元。刀片是测试盒，每件售价 4 美元，但需要定期更换。

一般来说，类似的流感快速筛检不是非常敏感[3]。它们的检测结果差别很大，最好的筛检工具灵敏度只有 75%。这意味着如果你患了流感，检测成功的概率只有 75%。或者，换言之，有 25% 的流感患者无法通过流感筛检工具检测出来。这显然无法让人放心，也说明了这些测试的局限性。

Cue 公司的产品还能快速检测维生素 D。这对对抗流感有用吗？更好的问题是为什么要测量你的维生素 D 水平呢？你只需要每周 3 次让你的脸或手臂晒 15 分钟的阳光，你的身体就会产生它所需要的所有维生素 D。如果你真的很担心，安全起见你可以每天服用 1 片维生素。如果这样做，你的维生素 D 水平会非常理想。而且，你也没有必要每天测量维生素 D 水平。

1　Douglas Macmillan, "Cue Gets $7.5 Million to Build $199 Home Flu-Testing Device", *Wall Street Journal*, November 18, 2014.

2　同上。

3　C. Chartrand et al., "Accuracy of Rapid Influenza Diagnostic Tests: A Meta-analysis", *Annals of Internal Medicine* 156, No. 7（2012）: 500-511.

如果你有几百美元的零花钱，而且喜欢有蓝牙连接功能的闪亮产品，Cue 可能就适合你。但对大多数人来说，你的智能手机发送了一条消息，告知你的症状是由流感引起的，这似乎没什么好处。我怀疑老年人或慢性病患者可能会花钱购买这样的技术产品，或许这样做也没有什么问题。当这些高危人群出现流感症状时，他们更有可能真的需要医疗护理——一种他们应该寻求的服务，而不是等待着应用程序告诉他们要这样做。

174

尽管流感带来了商机，但没有人希望靠爆发类似于1918年流感这样的疫情来振兴经济。事实上，相反的情况可能会发生。如需了解流感大暴发可能造成的经济混乱范围，一篇题为《美国流感暴发的总体经济后果》（"Total Economic Consequences of an Influenza Outbreak in the United States"）[1] 的论文是一个不错的选择。而其中的内容令人无法安心。这篇论文的作者是三位经济学家。他们建立了一个复杂的模型，考虑了流感大流行经常被忽视的一些后果。以旅游业为例，流感大流行会吓跑国内外游客，从航空公司到酒店，所有相关行业都会受到影响。旅行限制可能会降低加油站、电影院以及公共交通的销售额。卡车司机会因病缺席，从供暖用油

1　F. Prager, D. Wei, and A. Rose, "Total Economic Consequences of an Influenza Outbreak in the United States", *Risk Analysis* 37, no. 1（2017）: 4-19.

到土豆等所有物资的供应都会受到影响，这些行业都将出现经济衰退的现象。如果把这些因素以及更多方面的情况考虑在内，美国暴发严重流感的估计成本在 200 亿到 250 亿美元之间。这与洛杉矶全面停电两周造成的经济损失大致相当[1]。

但流感和商业之间存在相互影响的关系。航空公司可能会受到大流行性疾病的影响，但航空旅行可能是造成大流行性疾病的原因之一。就像客船把 1918 年的病毒传染给弱势群体一样，运载着人们穿过天空的密闭金属管是不错的流感孵化器。在另一场灾难——"9·11"恐怖袭击发生之前，我们不知道航空旅行在流感传播中起了多大的作用。"9·11"恐怖袭击发生后，航班急剧减少，很长一段时间内，乘坐飞机旅行的人数不断减少。那一年，流感病毒的高峰期比平常晚了两周[2]。

175

————

也许没有什么商业活动比每年举行的美国橄榄球超级碗大赛更能代表美国的精髓了。但是，不要过分鼓励你喜欢的

————

1 A. Rose, G. Oladosu, and S. Liao, "Business Interruption Impacts of a Terrorist Attack on the Electric Power System of Los Angeles: Customer Resilience to a Total Blackout", *Risk Analysis* 27, no. 3 (2009): 513-31.

2 J. S. Brownstein, C. J. Wolfe, and K. D. Mandl, "Empirical Evidence for the Effect of Airline Travel on Inter-regional Influenza Spread in the United States", *PLoS Medicine* 3, no. 10 (2006): e401.

球队。事实证明，如果你们当地的球队在比赛中一路顺畅，你在国内感染流感的风险就会增加。

查尔斯·施特克尔（Charles Stoecker）是杜兰大学的卫生经济学家，他深入研究了美国橄榄球超级碗大赛对流感的影响情况。几年前，在休斯顿参加一场研究会议时，他听到一则关于脱衣舞从业人员短缺的新闻报道[1]。大批荷尔蒙过剩的年轻男子涌向超级碗大赛的主办城市，而当地脱衣舞俱乐部的脱衣舞女郎人数不足，无法满足这些人的需求。有人建议从其他地方调些脱衣舞女郎过来，以填补劳动力的空缺。这让施特克尔想到了可能发生的健康后果。这会导致更多的性传播疾病吗？施特克尔很快意识到，他不可能获得回答这个问题所需的数据，但他已决意进行这方面的研究。

美国橄榄球超级碗大赛于每年 2 月举行，正是流感高峰期。他想知道，观看美国橄榄球超级碗大赛是如何影响因流感致死的人员数量的？施特克尔的理论是这样的：如果本地球队参加美国橄榄球超级碗大赛，那么会有更多的人回到本地，并在体育酒吧和餐馆里观看比赛。更多的球迷将会在美国橄榄球超级碗大赛派对上密切接触，共同进食畅饮。这种社会融合的增加会传播更多的流感。理论上讲，这会增加死亡人数，尤其是老年人的死亡人数。

1　详细信息来自 2017 年 10 月 30 日对查尔斯·施特克尔的电话采访。

为了验证他的假设，施特克尔分析了过去 25 年内有关流感死亡人数和美国橄榄球超级碗大赛举办场次的数据。他的论文题目是《我们可以轻视成功》[1]。他发现，球员前去参加美国橄榄球超级碗大赛，会导致该球员家乡的老年人因流感死亡的人数增加 18%。在美国橄榄球超级碗大赛被安排在接近流感高发期的那些年里，其影响甚至更为严重。国内的流感死亡人数增长了 7 倍。老年人即使对超级碗比赛的参与度没有年轻人那么高，他们也有患病的风险，因为携带病毒的人数以及人员的流动性都增加了。

为了确定这种影响是真实存在的，而不仅仅是统计上的巧合。施特克尔分析了某座城市在派出一支球队参加美国橄榄球超级碗大赛前后的季节里，因感染流感而死亡的人数。如果流感的反弹真的是因为美国橄榄球超级碗大赛，那么在这段时间里，如果当地球队未参赛，那么死亡率应该保持不变。事实正是如此，流感致死的正常死亡率没有明显变化。作为实验对照，施特克尔研究了心脏病、癌症、意外事故和自杀等其他原因造成的死亡人数。如果混合理论（the mixing theory）正确，那么社会混合应该只会影响像流感这样的传染性疾病，

1　Charles Stoecker, Nicholas Sanders, and Alan Barreca, "Success *Is* Something to Sneeze At: Influenza Mortality in Regions That Send Teams to the Super Bowl", *Tulane Economics Working Paper Series* 2015; working paper 1501.

而并不会影响其他疾病。在研究这些数据时，他发现如果某座城市派出一支球队参加当年举行的美国橄榄球超级碗大赛，当地死于癌症等疾病的人数并没有增加。而如果混合理论确实是流感死亡率上升的原因，这正是你可以预期的结果。

数据还显示，流感发病率没有发生变化的是美国橄榄球超级碗大赛的主办城市，而不是那些派队参赛的城市。前往观看美国橄榄球超级碗大赛的游客并没有把流感传染给当地居民。这也是有道理的。尽管大赛是在寒冬季节举行的，而主办城市的气候通常都很温暖。这就是它们被选为主办城市的首要原因。但是流感更适宜寒冷的天气。主办城市的天气缓解了社会融合对流感死亡率可能产生的影响。

当施特科尔的研究结果发表时，《纽约时报》的一则新闻标题为：《你们队打进美国橄榄球超级杯大赛了吗？最好打一针流感疫苗》[1]。

卫生保健专家经常谈论疾病给社会带来的负担，并按致命程度对它们进行排序。这就是你经常听到人们说头号杀手是心脏病，而癌症排在第 2 位的原因。流感和肺炎排名并列第 8，仅次于糖尿病，但排名高于肾病。但只要对流感的影响进行深入研究，就会发现一个远比排在前 10 名的致命疾病更为复杂的谎言。从秘密的物资储备到美国橄榄球超级碗大赛，

177

---

1 Austin Frakt, "Your Team Made the Super Bowl? Better Get a Flu Shot", *New York Times*, February 1, 2016, A3. EPILOGUE

从全球经济到平均预期寿命，流感病毒影响了社会的方方面面。

　　1918 年的流感大流行造成了严重的经济后果，其中一些后果在几十年后才显现出来。在大流行性疾病过去一个世纪之后，流感以不可预测的方式威胁着我们的经济。各行各业以及政府部门都致力于抗击流感。他们每年会消费并创收数百万美元，有时是出于善行，有时是因为浪费或腐败。我们的生活——不仅仅是我们的个人健康——正在通过以我们刚刚开始了解的方式与流感交织在一起。当我们认为我们已经掌握了病毒的行为时，它就会逃出我们的掌控并出乎我们的预料。这就是大自然的鬼斧神工，病毒比人类更为狡猾。人类的智力什么时候能超过流感病毒的创造力？我想，短期内不会。

后 记

在序言中，我们结识了奥特姆，一位勤劳、健康、拥有两个孩子的母亲。在流感大流行爆发近100年后，因为身患流感而生命垂危。在我快要结束这次病毒探索旅程的时候，我与奥特姆进行了一次对话，因为我还有一个问题要问。我们做好了迎接下一场类似1918年大流行性疾病的准备了吗？大多数专家认为，下一次疫情的暴发只是个时间问题。奥特姆的故事有助于把我对未来的思考集中在三件事上：我们对病毒的认知、对病毒的应对措施以及我们对下一次疫情所做的准备。

首先，在抗击流感的斗争中，我们所取得的最大成就，是知道了流感的起因。1918年，当数以百万计的人卧病在床、奄奄一息的时候，我们对几乎造成世界末日的罪魁祸首一无所知。它可能是细菌，可能是我们呼吸的空气，或许是因为缺少阳光，或许是与天体排列同样神秘的事物。在一个世纪之内，我们发现了病毒的存在，根据其结构和作用对它们进行分类、跟踪，了解其传播和变异的方式，甚至拍下了很多照片。在北极，我们挖出了1918年的携带流感病毒的尸体，然后在实验室里把病毒拼凑起来，我们破译了它的基因组成，并在一片争议声中，将其复活。但是，如果我们无法根除流感，那么始于19世纪中叶、以抗生素和疫苗的发明为代表的医学革命就无法完成。

同样令人印象深刻的是我们应对病毒的方式。我们的战斗储备中最重要的新工具在对付病毒方面也无济于事。这些工具包括用于治疗流感后可能出现的并发症的抗生素、重症监护病房、肺病患者必须使用的呼吸机，以及了解急诊护理和传染病来龙去脉的专家。1918年的流感病毒摧毁了许多城市，使城市经济几乎陷入瘫痪。当时没有有效的治疗方法，人们唯一能做的就是在等待病人康复或死亡的时候进行言语安慰。江湖医术越来越多，甚至像放血术这样的主流疗法也更有可能让病人死亡，而不是治愈病人。如今的情况却截然不同。

但是我们仍然缺乏一种有效抗击流感病毒的药物。人们目前只能通过抗病毒药物来应对。然而，往好了说，这些药物的效果有一定的争议性；往坏了说，这些药物根本没什么效果。我们迫切需要研发一种能够彻底摧毁病毒的安全有效的药物。几十年来，人们一直在为实现这一目标而努力着。但我们依然心有余而力不足。对于流感，我们能够做出反应，但仍然缺少应对措施，缺少一种我们真正需要的药物。

1918 年，我们采取了应对措施。我们没有做好准备。今天，我们更善于防患于未然。每个州都制订了应对流感大流行的计划[1]。这些计划涉及方方面面，比如获取疫苗、协调医院、在学校体育馆和疗养院设立辅助治疗场所，等等。就联邦政府层面而言，国家战略储备中心储存了数百万剂流感疫苗和抗病毒药物。美国卫生与公众服务部在 2017 年更新了《流感大流行计划》，长达 50 多页。"大流行性流感不是理论上的威胁；准确地说，它是一种反复发生的威胁。"该计划的前言中写道，"即便如此，我们也不知道下一次大流行性疾病何时会暴发，也不知道它会产生多么严重的后果。"

每年的流感疫苗是人们做好疫情预防准备的一个关键要素，但它的有效性几乎不会超过 50%。尽管人们一致认为高危人群应该接种疫苗。但我们仍然没有足够的理由来迫使政府制定其他决策[2]，比如健康的成年人是否应接受常规疫苗的接种等。获得必要的证据需要我们付出高昂的代价，但囤积那些价值可疑的疫苗和药物的成本却微乎其微。

我们目前的预备方案是假定会出现另一场与 1918 年大流行性疾病规模相似的疫情。许多专家担心这场疫情比其他潜

---

1 "Pandemic Influenza Plan, 2017 Update", U.S. Department of Health and Human Services, n.pn.d. 2018 年 4 月 30 日登录 .https://www.cdc.gov/flu/pandemic-resources/pdf/pan-flu-report-2017v2.pdf.

2 T. Jefferson, "Influenza Vaccination: Policy versus Evidence", *British Medical Journal* 333, no. 7574: 912-15.

在的健康危机带来的影响更大。那么，在过去的 100 年内，1918 年的悲剧为什么没有重演呢？在现代医学取得巨大进步的今天，我们是否有必要因为过去的创伤以及对未来的焦虑，而担心一种极不可能发生的情况？

对待这个问题，人们持有两种态度：悲观主义态度和乐观主义态度。对悲观主义者来说，下一次流感疫情貌似是致命的、不可避免的。新闻媒体充斥着悲观主义者，因为悲观主义容易制造头条新闻。从杂志到有线新闻，再到我读过的几乎每一本有关流感的书，都明显流露出一种担忧：大流行性疾病不可避免。以下是悲观主义者可能站住脚的几个主要原因：

专家提出了警告。他们了解流感，并一直致力于研究流感病毒。我们应该重视专家的话，因为他们对待流感是认真的。

1918 年的大流行性疾病以及 1957 年和 1968 年的流感疫情，证实了致命流感浪潮的发生并非仅仅停留在理论上。我们完全有理由假设，过去的疫情在未来真的会重演。

最近还出现了其他流行性疾病，比如 SARS、埃博拉病毒和寨卡病毒。这些病毒使我们对未来可能发生的事情有了一定的认知。

这些疾病不分国界。流感也没有国界。自 1918 年至今，国际旅行业获得飞速发展。过去，从美国到英国需要在海上航行 5

天时间。今天，同样的行程，乘飞机只需要 6 个小时。我们以惊人的速度在世界各地穿梭，我们携带的病毒也是如此[1]。

尽管我们对流感了解甚多，但仍有许多亟待探索的知识。例如，我们不知道为什么 1918 年的病毒偏爱年轻人，或者为什么它对我们中的一些人来说只是一种轻微的疾病，但对另一些人来说却是致命疾病。如果不了解病毒的这些特征，我们就无法为此做好充分准备。

家禽数量迅速增加。虽然与家禽相比，禽流感在野鸭和野鹅身上更为常见，但我们饲养和消费的绝大多数禽类更有可能传播禽流感。再加上国际旅行的因素，可能会带来致命的后果。

流感容易在人群密集的地方传播。1918 年，共同住在拥挤不堪的房子或公寓里的家庭成员很快就感染了这种病毒。今天，非洲、亚洲和拉丁美洲很多居民依然生活在拥挤的住房里[2]。美国也不能幸免[3]，大约有 300 万美国人生活在拥挤的

---

1 许多年前，由于出现了故障，一架飞机在跑道上滞留了 3 个小时。机上有一名患有流感的乘客。3 天后，将近四分之三的乘客感染了同样的流感病毒。M. R. Moser etc., "An Outbreak of Influenza aboard a Commercial Airliner", *American Journal of Epidemiology* 110, no. 1（1979）: 1-6.

2 "Charting the Progress of Populations", United Nations Population Division. 2018 年 4 月 30 日登录. http://www.un.org/esa/population/pubsarchive/chart/14.pdf.

3 "Historical Census of Housing Tables", The United States Census Bureau. 2018 年 4 月 30 日登录. https://www.census.gov/hhes/www/housing/census/historic/crowding.html.

环境中。在纽约，将近 9% 的家庭[1]——超过 28 万个家庭——居住环境过度拥挤。在美国，即使你住宽敞的房子或公寓，也可能每天早上都要和几十个人一起乘坐地铁或公交车去上班或上学。

以上这些因素表明，大流行性疾病无法避免。但在得出这个结论之前，我们不妨给乐观主义者一个机会。我们有充分的理由相信，1918 年的灾难不会重演。随着时间的推移，重疾或大流行性疾病的致命性越来越低。2009 年暴发的猪流感疫情表明，我们可能高估了它的严重程度。关于疾病的严重性，过去、将来都会出现很多的炒作。

每年都有人死于流感，但过量死亡（excess deaths）的人数——尤其是因为特别令人讨厌的流感病毒致死的人数——并没有增加。这种现象可能与我们自己的干预措施关系不大，但与病毒本身的进化压力脱不了干系。病毒容易传播。强效的病毒能迅速夺去宿主的生命[2]或使其卧床休息，之后病毒就不大容易传播了。从流感病毒的角度来看，繁殖和传播的最佳对策是使患者免于患上严重的疾病。新感染的患者继续与

---

1 Office of the City comptroller, "Hidden Households", New York City House Brief（2015 年），2018 年 4 月 30 日登录。https://comptroller.nyc.gov/wp-content/uploads/documents/Hidden_Households.pdf.

2 D. M. Morens, J. K. Taubenberger, and A. S. Fauci, "The Persistent Legacy of the 1918 Influenza Virus", *New England Journal of Medicine* 361, no. 3（2009）: 225-29.

健康的人打交道。这样，病毒通过咳嗽和打喷嚏进入新宿主的机会大大增加。在这方面，进化理论站在我们这一边。在气候温和的时候，病毒繁殖的机会大增。温和型病毒不会导致一场大流行性疾病的暴发。

人们认为1918年流感大流行性疾病非常罕见，还有一个原因是，某些条件必须完全巧合，病毒才会产生致命性。病毒必须从鸟类身上传播到猪宿主身上，然后再传给人类。这需要一组特定的基因交换和基因突变。如果不具备这些条件，病毒就不会产生如此强的致命性。病毒还必须具备良好的传播条件。第一次世界大战期间，拥挤不堪的军营和军舰、工人们工作的工厂、群众居住的廉价公寓都提供了这些条件。今天，导致大多数人死亡的细菌感染问题已经被抗生素解决。

权衡这些证据后，我不确定自己究竟该加入哪一方。我是悲观主义者，还是乐观主义者？各方都有令人信服的理由。对我来说，各方似乎都言之有理。流感大流行没有暴发的年份是乐观主义者继续保持乐观的一个原因——不过，如果是悲观主义者，在这种情况下，会觉得我们是在侥幸地活着。

当然，我们听到悲观消息的可能性更大。悲观主义者的声音更响亮。卫生官员都是根据最坏的情况来提出建议。互联网和有线电视上的新闻报道，总是使用恐吓战术来吸引我们的注意力。制造恐慌会让人产生焦虑。不要依据你的消息来源寻找关于流感的优质预测。如果在我们的生活中发生了

184

很多类似于 2009 年流感季那样的疫情，也不必惊讶，因为 2009 年流感的严重程度和传播速度被过分夸大了。

乐观主义者也面临着一个严重的问题。美国人尤其乐观。他们喜欢阅读关于幸福的书，喜欢远离麻烦和过去的消极情绪。但是疾病有自己的历史，如果我们不研究过去，就很容易身处险境。1918 年确实具有暴发流感大流行的条件。从那时起，其中的一些条件已经发生了根本性的变化。但同样真实的是，某些新的以及无法预见的情况可能会导致其他疾病的暴发。

悲观主义者总是抱怨过去；乐观主义者总是期待着别样的未来；现实主义者生活在当下，他们观察事实，并在此过程中进行修正。当谈到流感时，我会加入现实主义阵营。我相信，我们可以反思人类遭遇流感大流行的经历，利用现有的知识、采取切实的行动以防患于未然。

为了做到这一点，我们需要考虑一个更为关键的问题。这个问题不涉及医学、科学或政策。相反，它涉及的是我们的集体记忆。为什么我们不去做更多的工作来认识流感的历史演变？悲观主义者可能会沉湎于过去；而乐观主义者往往会忘掉过去；现实主义者利用对过去的认识来了解现在和未来。

由于多年来一直致力于这项研究中，所以我得出了一个现实的结论：在将 1918 年的大流行性疾病留置于我们的集体记忆中这个方面，我们做得还不够。纪念1918年流感大流行一百周年，是朝着正确方向迈出了一步，但这只是很小的一步。改变我们对疾病所持有的警惕性，需要整个社会能够理解疾病的影响，了解疾病在过去带来的后果以及现在对我们造成的影响。当然，研究经费有助于改变这种结果。但在与疾病抗争的过程中，最重要的是在大学实验室和学术研讨会之外对其进行广泛的讨论和理解。

我们纪念战争，但其他极具破坏性的事件也应留置于我们的集体记忆中。我希望在美国首都建造一座1918年流感大流行纪念碑，以纪念我们遭受的损失、反思我们所取得的成就，并提醒我们还有很多事情需要去做。这个世纪是灾难、自然灾害、世界大战、疾病以及冲突不断的世纪，也是一个大规模扩张、融合、全球化、技术突破和取得医疗成功的世纪。流感大流行说明了这两个问题。人们的身体处于危险之中，而大脑仍停留在舒适区。这是人类的失败，也是人类的胜利。也许到1918年流感大流行纪念碑建成的时候，我们也在庆祝人类找到了治愈流感的方法。

致 谢

艾丽卡·布朗（Erica Brown），我的爱人、我最好的编辑。你对这本书的每一个直觉都无比正确。在我写作最困难的时候，如果没有你的支持，我将无法走出黑暗，永远看不到光明。

塔利（Tali）和雅尼（Yoni）、加维（Gavi）和拜克（Bec）、沙伊（Shai）和艾莉森（Alison）、以及阿耶莱特（Ayelet），我最亲爱的孩子们。感谢你们给了我充分的写作的空间。当这本书写完时，感谢你们给了我爱，欢迎我回来。

迈克·班公（Michael Palgon），我的经纪人，感谢你的信任以及为此书的出版所做的努力和付出。

丹·扎克（Dan Zak），我这本书的编辑，感谢你温和而又专业的指导，以及在本书出版前的细致修改。

马修·本杰明（Matthew Benjamin），我在西蒙舒斯特出版社（Simon & Schuster）的编辑，感谢你的反馈意见，让我按部就班地完成了本书写作任务。

劳拉·切卡丝（Laura Cherkas），我的文字编辑、出色的文稿检查员，你对细节的观察力着实令人敬佩。

感谢以下几位专家，谢谢你们耐心地接受我的访谈，并为我的写作提供了取之不尽，用之不竭的信息。

Mark Burchess, John Clerici, Peter Doshi, Tom Jefferson, Ali Khan, Gregg；

Margolis, Brody Mullins, Holt Murray, Forrest Nelson, David Noll, Peter；

Palese, Andrew Pollard, Autumn Reddinger, Gary Reddinger, Jeff Shaman；

Lone Simonsen, Charles Stoecker, Jeff Taubenberger, Don Weiss.

参考文献

Abhimanyu and A. K. Coussens. "The Role of UV Radiation and Vitamin D in the Seasonality and Outcomes of Infectious Disease". *Photochemical and PhotobiologicalSciences* 16, no. 3 (2017): 314–38.

Adams, F. *The Genuine Works of Hippocrates.* New York: William Wood, 1886.

Aimone, F. "The 1918 Influenza Epidemic in New York City: A Review of the Public Health Response". *Public Health Reports* 125, suppl. 3 (2010): 71–79.

Almond, D. "Is the 1918 Influenza Pandemic Over? Long-Term Effects of InUtero Influenza Exposure in the Post–1940 U.S. Population". *Journal of PoliticalEconomy* 114, no. 41 (2006): 672–712.

Andrews, C. *The Common Cold.* New York: W. W. Norton, 1965.

Barry, J. M. *The Great Influenza: The Epic Story of the Deadliest Plague in History.* New York: Penguin, 2005.

Barry, J. M. "The Site of Origin of the 1918 Influenza Pandemic and Its Public Health Implications". *Journal of Translational Medicine* 2, no. 1 (2004): 3.

Bergman, P., A. U. Lindh, L. Bjorkhem–Bergman, and J. D. Lindh. "Vitamin Dand Respiratory Tract Infections: A Systematic Review and Meta–analysis of Randomized Controlled Trials". *PLoS One* 8, no. 6 (2013): e65835.

Blair, G. *The Trumps: Three Generations That Built an Empire.* New York: Touchstone, 2000.

Boland, M. E., S. M. Roper, and J. A. Henry. "Complications of Quinine Poisoning". *Lancet* 325, no. 8425 (1985): 384–85.

Brett, A. S., and A. Zuger., "The Run on Tamiflu—Should Physicians Prescribeon Demand?" *New England Journal of Medicine* 353, no. 25 (2005): 2636–37.

Bridges, C. B., W. W. Thompson, M. I. Meltzer, G. R. Reeve, W. J. Talamonti, N. J. Cox, H. A. Lilac, H. Hall, A. Klimov, and K. Fukuda. "Effectiveness and Cost–Benefit of Influenza Vaccination of Healthy Working Adults: A Randomized Controlled Trial". *JAMA* 284, no. 13 (2000): 1655–63.

Brownstein, J. S., C. J. Wolfe, and K. D. Mandl., "Empirical Evidence for the Effect of Airline Travel on Inter–regional Influenza Spread in the United States". *PLoS Medicine* 3, no. 10 (2006): e401.

Butler, D., "When Google Got Flu Wrong". *Nature* 494, no. 7436 (2013): 155–56.

Byerly, C., *Fever of War: The Influenza Epidemic in the U.S. Army during WorldWar I.* New York: New York University Press, 2005.

Cannell, J. J., R. Vieth, J. C. Umhau, M. F. Holick, W. B. Grant, S. Madronich, C. F., Garland, and E. Giovannucci. "Epidemic Influenza and Vitamin D". *Epidemiology& Infection* 134, no. 6

(2006): 1129–40.

Cello, J., A. V. Paul, and E. Wimmer. "Chemical Synthesis of Poliovirus cDNA:Generation of Infectious Virus in the Absence of Natural Template". *Science*297, no. 5583 (2002): 1016–18.

Centers for Disease Control and Prevention. "Update: Drug Susceptibility of Swine–Origin Influenza A (H1N1) Viruses, April 2009". *Morbidity and MortalityWeekly Report* 58, no. 16 (2009): 433–35.

Chartrand, C., M. M. Leeflang, J. Minion, T. Brewer, and M. Pai. "Accuracy of Rapid Influenza Diagnostic Tests: A Meta–analysis". *Annals of Internal Medicine*156, no. 7 (2006): 500–11.

Collier, R. *The Plague of the Spanish Lady: The Influenza Pandemic of 1918–1919.* London: Macmillan, 1974.

Cook, S., C. Conrad, A. L. Fowlkes, and M. H. Mohebbi. "Assessing Google FluTrends Performance in the United States during the 2009 Influenza Virus A (H1N1) Pandemic". *PLoS One* 6, no. 8 (2011): e23610.

Cooper Cole, C. E. "Preliminary Report on Influenza Epidemic at Bramshott inSeptember–October, 1918". *British Medical Journal* 2, no. 3021 (1918): 566–68.

Creighton, C. *A History of Epidemics in Britain.* New York: Barnes & Noble, 1965.

Crosby, A. W. *America's Forgotten Pandemic: The Influenza of 1918.* Cambridge:Cambridge University Press, 2003.

Das, D., K. Mertzger, R. Heffernan, S. Balter, D. Weiss, and F. Mostashari. "Monitoring Over–the–Counter Medication Sales for Early Detection of Disease Outbreaks—New York City". *MMWR Supplements* 54 (2005): 41–46.

Debauche, L. *Reel Patriotism: The Movies and World War I.* Madison: Universityof Wisconsin Press, 1997.

Demicheli, V., T. Jefferson, L. A. Al−Ansary, E. Ferroni, and C. Di Pietrantonj. "Vaccines for Preventing Influenza in Healthy Adults". *Cochrane Database of Systematic Reviews* 3 (2014): CD001269.

Dobson, J., R. J. Whitley, S. Pocock, and A. S. Monto. "Oseltamivir Treatment for Influenza in Adults: A Meta−analysis of Randomised Controlled Trials". *Lancet* 385, no. 9979 (2015): 1729−37.

Doshi, P. "The Elusive Definition of Pandemic Influenza". *Bulletin of the World Health Organization* 89 no. 7 (2011): 532−38.

Doshi, P. "The 2009 Influenza Pandemic". *Lancet Infectious Diseases* 13, no. 3 (2013): 193.

Dow, K., and S. Cutter. "Crying Wolf: Repeat Responses to Hurricane EvacuationOrders". *Coastal Management* 26, no. 4 (1998): 237−52.

Duncan, K. *Hunting the 1918 Flu: One Scientist's Search for a Killer Virus.* Toronto:University of Toronto Press, 2003.

Earn, D. J., P. W. Andrews, and B. M. Bolker. "Population−Level Effects of Suppressing Fever". *Proceedings of the Royal Society B: Biological Sciences* 281, no.1778 (2014): 20132570.

Edmond, J. D., R. G. Johnston, D. Kidd, H. J. Rylance, and R. G. Sommerville. "The Inhibition of Neuraminidase and Antiviral Action". *British Journal of Pharmacology and Chemotherapy* 27, no. 2 (1966): 415−26.

Emerman, M., and H. S. Malik. "Paleovirology—Modern

Consequences of AncientViruses". *PLoS Biology* 8, no. 2 (2010): e1000301.

Emerman, M., and H. S. Malik. "The Epidemic of Influenza". *JAMA* 71, no. 13 (1918): 1063–64.

Evans, S. S., E. A. Repasky, and D. T. Fisher. "Fever and the Thermal Regulation ofImmunity: The Immune System Feels the Heat". *Nature Reviews Immunology*15, no. 6 (2015): 335–49.

Eyler, J. M. "The State of Science, Microbiology, and Vaccines circa 1918". *PublicHealth Reports* 125, suppl. 3 (2010): 27–36.

Fabier, F. "Traitement de la Grippe par les Injections de Quinine". *Journal de M é decineet de ChirurgiePratiques*90 (1919): 783–84.

Fiore, A. E., T. M. Uyeki, K. Broder, L. Finelli, G. L. Euler, J. A. Singleton, J. K. Iskander et al. "Prevention and Control of Influenza with Vaccines:Recommendations of the Advisory Committee on Immunization Practices (ACIP), 2010". *MMWR Recommendations and Reports* 59, no. RR–8 (2010): 1–62.

Garrett, T. "Pandemic Economics: The 1918 Influenza and Its Modern–Day Implications". *Federal Reserve Bank of St. Louis Review* 90, no. 2 (2008): 75–93.

Garrett, T. "War and Pestilence as Labor Market Shocks: U.S. Manufacturing WageGrowth 1914–1919". *Economic Inquiry* 47, no. 4 (2009): 711–25.

Gaydos, J. C., F. H. Top Jr., R. A. Hodder, and P. K. Russell. "Swine Influenza AOutbreak, Fort Dix, New Jersey, 1976". *Emerging Infectious Diseases* 12, no. 1 (2006): 23–28.

Gerdil, C. "The Annual Production Cycle for Influenza Vaccine". *Vaccine* 21, no.16 (2003): 1776–79.

Glatstein, M., and D. Scolnik. "Fever: To Treat or Not to Treat?" *World Journal ofPediatrics* 4, no. 4 (2008): 245−47.

Godlee, F. "Conflicts of Interest and Pandemic Flu". *British Medical Journal* 340 (2010): c2947.

Gregor, A. "A Note on the Epidemiology of Influenza among Workers". *BritishMedical Journal* 1, no. 3035 (1919): 242−43.

Grijalva, C. G., J. P. Nuorti, and M. R. Griffin. "Antibiotic Prescription Rates for Acute Respiratory Tract Infections in U.S. Ambulatory Settings". *JAMA* 302, no. 7 (2009): 758−66.

Grist, N. R. "Pandemic Influenza 1918". *British Medical Journal* 2, no. 6205 (1979): 1632−33.

Gross, C. P., and K. A. Sepkowitz. "The Myth of the Medical Break through:Small pox, Vaccination, and Jenner Reconsidered". *International Journal of Infectious Disease* 3, no. 1 (1998): 54−60.

Hammond, G. W., R. L. Raddatz, and D. E. Gelskey. "Impact of Atmospheric Dispersionand Transport of Viral Aerosols on the Epidemiology of Influenza". *Reviews of Infectious Diseases* 11, no. 3 (1989): 494−97.

Hammond, J. A. B., W. Rolland, and T. H. G. Shore. "Purulent Bronchitis: A Studyof Cases Occurring amongst the British Troops at a Base in France". *Lancet*190, no. 4898 (1917): 41−45.

Hannoun, C. "The Evolving History of Influenza Viruses and Influenza Vaccines". *Expert Review of Vaccines* 12, no. 9 (2013): 1085−94.

Hawkes, N. "Sharp Spike in Deaths in England and Wales Needs Investigating, Says Public Health Expert". *British Medical Journal* 352 (2016): i981.

Hayden, F. G., J. J . Treanor, R. F. Betts, M. Lobo, J. D. Esinhart, and E. K. Hussey. "Safety and Efficacy of the Neuraminidase Inhibitor GG167 in Experimental Human Influenza". *JAMA* 275, no. 4 (1996): 295–99.

Henderson, D. A., B. Courtney, T. V. Inglesby, E. Toner, and J. B. Nuzzo. "Public Health and Medical Responses to the 1957–58 Influenza Pandemic". *Biosecurityand Bioterrorism* 7, no. 3 (2009): 265–73.

Herfst, S., E. J. Schrauwen, M. Linster, S. Chutinimitkul, E. De Wit, V. J. Munster, E. M. Sorrell et al. "Airborne Transmission of Influenza A/H5N1 Virus between Ferrets". *Science* 336, no. 6088 (2012): 1534–41.

Hernan, M. A., and M. Lipsitch. "Oseltamivir and Risk of Lower RespiratoryTract Complications in Patients with Flu Symptoms: A Meta–analysis of Eleven Randomized Clinical Trials". *Clinical Infectious Diseases* 53, no. 3 (2011): 277–79.

Herrick, J. B. "Treatment of Influenza by Means Other Than Vaccines and Serums". *JAMA* 73, no. 7 (1919): 482–87.

Hiam, L., D. Dorling, D. Harrison, and M. McKee. "What Caused the Spike in Mortality in England and Wales in January 2015?" *Journal of the Royal Society of Medicine* 110, no. 4 (2017): 131–37.

Hildreth, M. L. "The Influenza Epidemic of 1918–1919 in France: Contemporary Concepts of Aetiology, Therapy, and Prevention". *Social History of Medicine* 4, no. 2 (1991): 277–94.

Hirani, V., and P. Primatesta. "Vitamin D Concentrations among People Aged 65 Years and Over Living in Private Households and Institutions in England:Population Survey". *Age and Ageing* 34 no. 5 (2006): 485–91.

Hirve, S., L. P. Newman, J. Paget, E. Azziz–Baumgartner, J. Fitzner, N. Bhat, K. Vandemaele, and W. Zhang. "Influenza Seasonality in the Tropics and Subtropics—When to Vaccinate?" *PLoS One* 11, no. 4 (2016): e0153003.

Honigsbaum, M. "Regulating the 1918–19 Pandemic: Flu, Stoicism and theNorthcliffe Press". *Medical History* 57, no. 2 (2013): 165–85.

Hopkirk, A. F. *Influenza: Its History, Nature, Cause and Treatment.* New York:Walter Scott Publishing, 1914.

Hoyle, F., and C. Wickramasinghe. *Evolution from Space: A Theory of Cosmic Creationism.*New York: Simon & Schuster, 1982.

Hoyle, F., and N. C. Wickramasinghe. "Sunspots and Influenza". *Nature* 343, no.6256 (1990): 304.

Hughes, S. S. *The Virus: A History of the Concept.* London: Heinemann EducationalBooks, Science History Publications, 1977.

Influenza Committee of the Advisory Board to the D.G.M.S., France. "The Influenza Epidemic in the British Armies in France, 1918". *British Medical Journal* 2, no. 3019 (1918): 505–9.

"Influenza Discussions". *American Journal of Public Health* 9, no. 2 (1919): 136.

"Influenza: Its History, Nature, Cause and Treatment". Book review.*JAMA* 63, no. 3 (1914): 267.

"Influenza: Kansas—Haskell". *Public Health Reports* 33, no. 14 (1918): 502.

Jack, A. "Flu's Unexpected Bonus". *British Medical Journal* 339 (2009): b3811. "James B. Herrick (1861–1954)". *JAMA* 16, no. 186 (1963): 722–23.

Jefferson, T. "Influenza Vaccination: Policy versus Evidence". *British MedicalJournal* 333, no. 7574 (2006): 912–15.

Jefferson, T., V. Demicheli, D. Rivetti, M. Jones, C. Di Pietrantonj, and A. Rivetti. "Antivirals for Influenza in Healthy Adults: Systematic Review". *Lancet* 367, no. 9507 (2006): 303–13.

Jefferson, T., and P. Doshi. "Multisystem Failure: The Story of Anti–influenza Drugs". *British Medical Journal* 348 (2014): g2263.

Jefferson, T., M. A. Jones, P. Doshi, C. B. Del Mar, R. Hama, M. J. Thompson, E. A. Spencer et al. "Neuraminidase Inhibitors for Preventing and Treating Influenza in Healthy Adults and Children". *Cochrane Database of Systematic Reviews* 4 (2014): CD008965.

Jenner, E. *An Inquiry into the Causes and Effects of the VariolaeVaccinae, a Disease Discovered in Some of the Western Counties of England, Particularly Gloucestershire, and Known by the Name of the Cow Pox.* London: Sampson Low, 1798.

Kaiser, L., C. Wat, T. Mills, P. Mahoney, P. Ward, and F. Hayden. "Impact of Oseltamivir Treatment on Influenza–Related Lower Respiratory Tract Complicationsand Hospitalizations". *Archives of Internal Medicine* 163, no. 14 (2003): 1667–72.

Kamat, S., V. Maniaci, M. Y. Linares, and J. M. Lozano. "Pediatric Psychiatric Emergency Department Visits during a Full Moon." *Pediatric Emergency Care* 30, no. 12 (2014): 875–78.

Kelly, H., and K. Grant. "Interim Analysis of Pandemic Influenza (H1N1) 2009 in Australia: Surveillance Trends, Age of Infection and Effectiveness of SeasonalVaccination". *Eurosurveillance*14, no. 31 (2009): 1–5.

Kennedy, D. "Better Never Than Late". *Science* 310, no. 5746

(2005): 195.

Khan, A., and W. Patrick. *The Next Pandemic: On the Front Lines against Humankind's Gravest Dangers*. New York: Public Affairs, 2016.

Kilbourne, E. D. "Influenza Pandemics of the 20th Century". *Emerging Infectious Diseases* 12, no. 1 (2006): 9–14.

Klein, H. A. "The Treatment of 'Spanish Influenza'". *JAMA* 71, no. 18 (1918): 1510.

Kluger, M. J. *Fever: Its Biology, Evolution, and Function*. Princeton, NJ: Princeton University Press, 1979.

Kmietowicz, Z. "Use Leftover Tamiflu to Grit Icy Roads, MP Suggests". *British Medical Journal* 340 (2010): c501.

Kochanek, K. D., S. L. Murphy, J. Xu, and B. Tejada–Vera. "Deaths: Final Data for 2014". *National Vital Statistics Reports* 65, no. 4 (2016): 1–122.

Kolata, G. *Flu: The Story of the Great Influenza Pandemic of 1918 and the Search for the Virus That Caused It*. New York: Touchstone, 2005.

Lamb, F., and E. Brannin. "The Epidemic Respiratory Infection at Camp Cody N.M". *JAMA* 72, no. 15 (1919): 1056–62.

Langford, C. "Did the 1918–19 Influenza Pandemic Originate in China?" *Populationand Development Review* 31, no. 3 (2005): 479–505.

Langmuir, A. D., T. D. Worthen, J. Solomon, C. G. Ray, and E. Petersen. "TheThucydides Syndrome. A New Hypothesis for the Cause of the Plague of Athens". *New England Journal of Medicine* 313, no. 16 (1985): 1027–30.

Lazer, D., R. Kennedy, G. King, and A. Vespignani. "The

Parable of Google Flu: Traps in Big Data Analysis". *Science* 343, no. 6176 (2014): 1203–5.

Leary, T. "The Use of the Influenza Vaccine in the Present Epidemic". *American Journal of Public Health* 8, no. 10 (1918): 754–55.

Li, W., S. K. Wong, F. Li, J. H. Kuhn, I. C. Huang, H. Choe, and M. Farzan. "Animal Origins of the Severe Acute Respiratory Syndrome Coronavirus: Insight from ACE2–S–Protein Interactions". *Journal of Virology* 80, no. 9 (2006): 4211–19.

Linder, J. A. "Vitamin D and the Cure for the Common Cold". *JAMA* 308, no. 13 (2012): 1375–76.

Lowen, A. C., S. Mubareka, J. Steel, and P. Palese. "Influenza Virus Transmission Is Dependent on Relative Humidity and Temperature". *PLoS Pathogens* 3, no. 10 (2007): 1470–76.

Malik, M. T., A. Gumel, L. H. Thompson, T. Strome, and S. M. Mahmud. "'Google Flu Trends' and Emergency Department Triage Data Predicted the 2009 Pandemic H1N1 Waves in Manitoba". *Canadian Journal of Public Health* 102, no.4 (2011): 294–97.

Mamelund, S. E. "A Socially Neutral Disease? Individual Social Class, Household Wealth and Mortality from Spanish Influenza in Two Socially ContrastingParishes in Kristiania 1918–19". *Social Science & Medicine* 62, no. 4 (2006): 923–40.

McCarthy, M. L., S. L. Zeger, R. Ding, D. Aronsky, N. R. Hoot, and G. D. Kelen. "The Challenge of Predicting Demand for Emergency Department Services". *Academic Emergency Medicine* 15, no. 4 (2008): 337–46.

McGuire, A., M. Drummond, and S. Keeping. "Childhood

and Adolescent Influenza Vaccination in Europe: A Review of Current Policies and Recommendations for the Future". *Expert Review of Vaccines* 15, no. 5 (2016): 659–70.

McOscar, J. "Influenza in the Lay Press". *British Medical Journal* 2, no. 3019 (1918): 534.

Mitton, S. *Fred Hoyle: A Life in Science*. Cambridge: Cambridge University Press, 2011.

Molinari, N. A., I. R. Ortega–Sanchez, M. L. Messonnier, W. W. Thompson, P. M.Wortley, E. Weintraub, and C. B. Bridges. "The Annual Impact of Seasonal Influenza in the U.S.: Measuring Disease Burden and Costs". *Vaccine* 25, no.27 (2007): 5086–96.

Morens, D. M. "Death of a President". *New England Journal of Medicine* 341, no.24 (1999): 1845–49.

Morens, D. M., and A. S. Fauci. "The 1918 Influenza Pandemic: Insights for the 21st Century". *Journal of Infectious Disease* 195, no. 7 (2007): 1019–28.

Morens, D. M., G. K. Folkers, and A. S. Fauci. "What Is a Pandemic?" *Journal of Infectious Disease* 200, no. 7 (2009): 1018–21.

Morens, D. M., J. K. Taubenberger, and A. S. Fauci. "The Persistent Legacy of the 1918 Influenza Virus". *New England Journal of Medicine* 361, no. 3 (2009): 225–29.

Moscona, A. "Neuraminidase Inhibitors for Influenza". *New England Journal of Medicine* 353, no. 13 (2005): 1363–73.

Moser, M. R., T. R. Bender, H. S. Margolis, G. R. Noble, A. P. Kendal, and D. G.Ritter. "An Outbreak of Influenza aboard a Commercial Airliner". *American Journal of Epidemiology* 110, no. 1 (1979): 1–6.

Murdoch, D. R., S. Slow, S. T. Chambers, L. C. Jennings, A. W. Stewart, P. C.Priest, C. M. Florkowski, J. H. Livesey, A. C. Camargo, and R. Scragg. "Effect of Vitamin D_3 Supplementation on Upper Respiratory Tract Infectionsin Healthy Adults: The Vidaris Randomized Controlled Trial". *JAMA* 308, no.13 (2012): 1333–39.

Murray, C. J., A. D. Lopez, B. Chin, D. Feehan, and K. H. Hill. "Estimation of Potential Global Pandemic Influenza Mortality on the Basis of Vital Registry Data from the 1918–20 Pandemic: A Quantitative Analysis". *Lancet* 368, no.9554 (2006): 2211–18.

Murthy, S., and H. Wunsch. "Clinical Review: International Comparisons in Critical Care—Lessons Learned". *Critical Care* 16, no. 2 (2012): 218.

Nguyen, J. L., J. Schwartz, and D. W. Dockery. "The Relationship between Indoor and Outdoor Temperature, Apparent Temperature, Relative Humidity, and Absolute Humidity". *Indoor Air* 24, no. 1 (2014): 103–12.

Nicolson, J. *The Great Silence, 1918–1920: Living in the Shadow of the Great War.*London: Grove Press, 2010.

Noti, J. D., F. M. Blachere, C. M. McMillen, W. G. Lindsley, M. L. Kashon, D. R.Slaughter, and D. H. Beezhold. "High Humidity Leads to Loss of Infectious Influenza Virus from Simulated Coughs". *PLoS One* 8, no. 2 (2013): e57485.

Olitsky, P., and F. Gates. "Experimental Study of the Nasopharyngeal Secretions from Influenza Patients". *JAMA* 74, no. 22 (1920): 1497–99.

Opie, E., A. Freeman, F. Blake, J. Small, and T. Rivers. "Pneumonia at Camp Funston". *JAMA* 72, no. 2 (1919): 108–13.

Ortiz, J. R., L. Kamimoto, R. E. Aubert, J. Yao, D. K. Shay, J. S. Bresee, and R. S.Epstein. "Oseltamivir Prescribing in Pharmacy—Benefits Database, United States, 2004—2005". *Emerging Infectious Diseases* 14, no. 8 (2008): 1280—83.

Oshinsky, D. M. *Polio: An American Story.* Oxford: Oxford University Press, 2005.

Oxford, J. S. "The So—Called Great Spanish Influenza Pandemic of 1918 May Have Originated in France in 1916". *Philosophical Transactions of the Royal Society of London, Series B: Biological Sciences* 356, no. 1416 (2001): 1857—59.

Patterson, K. D. *Pandemic Influenza, 1700—1900.* Totowa, NJ: Rowman and Littlefield, 1986.

Patwardhan, A., and R. Bilkovski. "Comparison: Flu Prescription Sales Data from a Retail Pharmacy in the U.S. with Google Flu Trends and U.S. ILINet (CDC) Data as Flu Activity Indicator". *PLoS One* 7, no. 8 (2012): e43611.

Petersen, W. F., and S. A. Levinson. "The Therapeutic Effect of Venesection with Reference to Lobar Pneumonia". *JAMA* 78, no. 4 (1922): 257—58.

Polgreen, P. M., F. D. Nelson, and G. R. Neumann. "Use of Prediction Markets to Forecast Infectious Disease Activity". *Clinical Infectious Diseases* 44, no. 2 (2007): 272—79.

Prager, F., D. Wei, and A. Rose. "Total Economic Consequences of an Influenza Outbreak in the United States". *Risk Analysis* 37, no. 1 (2017): 4—19.

Price, G. M. "Influenza—Destroyer and Teacher". *Survey* 41, no. 12 (1918): 367—69.

"Proceedings of the Forty—Sixth Annual Meeting of the

American Public Health Association". *American Journal of Public Health* 9, no. 2 (1919): 130–42.

Reichert, T. A., N. Sugaya, D. S. Fedson, W. P. Glezen, L. Simonsen, and M. Tashiro. "The Japanese Experience with Vaccinating Schoolchildren against Influenza". *New England Journal of Medicine* 344, no. 12 (2001): 889–96.

Reid, A. H., T. A. Janczewski, R. M. Lourens, A. J. Elliot, R. S. Daniels, C. L. Berry, J. S. Oxford, and J. K. Taubenberger. "1918 Influenza Pandemic Caused by Highly Conserved Viruses with Two Receptor–Binding Variants". *Emerging Infectious Diseases* 9, no. 10 (2003): 1249–53.

Rice, E. W., N. J. Adcock, M. Sivaganesan, J. D. Brown, D. E. Stallknecht, and D. E.Swayne. "Chlorine Inactivation of Highly Pathogenic Avian Influenza Virus (H5N1)". *Emerging Infectious Diseases* 13, no. 10 (2007): 1568–70.

Riedel, S. "Edward Jenner and the History of Smallpox and Vaccination." *Proceedings (Baylor University Medical Center)* 18, no. 1 (2005): 21–25.

Robins, N. S. *Copeland's Cure: Homeopathy and the War between Conventionaland Alternative Medicine.* New York: Knopf, 2005.

Rose, A., G. Oladosu, and S. Liao. "Business Interruption Impacts of a Terrorist Attack on the Electric Power System of Los Angeles: Customer Resilience to a Total Blackout". *Risk Analysis* 27, no. 3 (2009): 513–31.

Rosenow, E. "Prophylactic Inoculation against Respiratory Infections". *JAMA* 72, no. 1 (1919): 31–34

Ross, R. S. "A Parlous State of Storm and Stress. The Life and

Times of James B.Herrick". *Circulation* 67, no. 5 (1983): 955−59.

Saketkhoo, K., A. Januszkiewicz, and M. A. Sackner. "Effects of Drinking Hot Water, Cold Water, and Chicken Soup on Nasal Mucus Velocity and NasalAirflow Resistance". *Chest* 74, no. 4 (1978): 408−10.

Saunders−Hastings, P. R., and D. Krewski. "Reviewing the History of Pandemic Influenza: Understanding Patterns of Emergence and Transmission". *Pathogens*5, no. 4 (2016): 66.

Sencer, D. J., and J. D. Millar. "Reflections on the 1976 Swine Flu VaccinationProgram". *Emerging Infectious Diseases* 12, no. 1 (2006): 29−33.

Shadrin, A. S., I. G. Marinich, and L. Y. Taros. "Experimental and Epidemiological Estimation of Seasonal and Climato− Geographical Features of Non−Specific Resistance of the Organism to Influenza". *Journal of Hygiene, Epidemiology, Microbiology, and Immunology* 21, no. 2 (1977): 155−61.

Shaman, J., and A. Karspeck. "Forecasting Seasonal Outbreaks of Influenza". *Proceedings of the National Academy of Sciences* 109, no. 50 (2012): 20425−30.

Shaman, J., A. Karspeck, W. Yang, J. Tamerius, and M. Lipsitch. "Real−Time Influenza Forecasts during the 2012−2013 Season". *Nature Communications* 4 (2013): 2837.

Shanks, G. D., S. Burroughs, J. D. Sohn, N. C. Waters, V. F. Smith, M. Waller, and J. F. Brundage. "Variable Mortality from the 1918−1919 Influenza Pandemic during Military Training". *Military Medicine* 181, no. 8 (2016): 878−82.

Sherertz, R. J., and H. J. Sherertz. "Influenza in the Preantibiotic Era". *Infectious Diseases in Clinical Practice* 14, no. 3

(2006): 127.

Shortridge, K. F. "The 1918 'Spanish' Flu: Pearls from Swine?" *Nature Medicine* 5, no. 4 (1999): 384–85.

Shrestha, S. S., D. L. Swerdlow, R. H. Borse, V. S. Prabhu, L. Finelli, C. Y. Atkins, K. Owusu–Edusei et al. "Estimating the Burden of 2009 Pandemic Influenza A (H1N1) in the United States (April 2009–April 2010)". *Clinical Infectious Diseases* 52, suppl. 1 (2011): S75–82.

Shufflebotham, F. "Influenza among Poison Gas Workers". *British Medical Journal* 1, no. 3042 (1919): 478–79.

Skowronski, D. M., C. Chambers, G. De Serres, J. A. Dickinson, A. L. Winter, R. Hickman, T. Chan et al. "Early Season Co–circulation of Influenza A (H3N2) and B (Yamagata): Interim Estimates of 2017/18 Vaccine Effectiveness, Canada, January 2018". *Eurosurveillance* 23, no. 5 (2018): DOI: 10.3201/eid1201.051254.

Smith, D. C. "Quinine and Fever: The Development of the Effective Dosage". *Journal of the History of Medicine and Allied Sciences* 31, no. 3 (1976): 343–67.

Smith, D. W., and B. S. Bradshaw. "Variation in Life Expectancy during the Twentieth Century in the United States". *Demography* 43, no. 4 (2006): 647–57.

Smith, W., C. Andrewes, and P. Laidlaw. "A Virus Obtained from Influenza Patients". *Lancet* 2, no. 5723 (1933): 66–68.

Sneader, W. *Drug Discovery: A History*. Hoboken, NJ: Wiley & Sons, 2005.

Sorbello, A., S. C. Jones, W. Carter, K. Struble, R. Boucher, M. Truffa, D. Birnkrant et al. "Emergency Use Authorization for Intravenous Peramivir: Evaluation of Safety in the Treatment of

Hospitalized Patients Infected with 2009 H1N1 Influenza A Virus". *Clinical Infectious Diseases* 55, no. 1 (2012): 1–7.

Spurgeon, D. "Roche Canada Stops Distributing Oseltamivir". *British Medical Journal* 331, no. 7524 (2005): 1041.

Starko, K. M. "Salicylates and Pandemic Influenza Mortality, 1918–1919: Pharmacology, Pathology, and Historic Evidence". *Clinical Infectious Diseases* 49, no. 9 (2009): 1405–10.

Stern, H. *Theory and Practice of Bloodletting.* New York: Rebman Company, 1915.

Stoecker, C., N. Sanders, and A. Barreca. "Success *Is* Something to Sneeze At:Influenza Mortality in Regions That Send Teams to the Super Bowl". *Tulane Economics Working Paper Series* 2015; Working Paper 1501.

Sydenstricker, E. "The Incidence of Influenza among Persons of Different Economic Status during the Epidemic of 1918". *Public Health Reports* 46, no. 4 (1931): 154–70.

Taubenberger, J. K. "The Origin and Virulence of the 1918 'Spanish' InfluenzaVirus". *Proceedings of the American Philosophical Society* 150, no. 1 (2006): 86–112.

Taubenberger, J. K., J. V. Hultin, and D. M. Morens. "Discovery and Characterization of the 1918 Pandemic Influenza Virus in Historical Context". *Antiviral Therapy* 12, no. 4, part B (2007): 581–91.

Taubenberger, J. K., A. H. Reid, and T. G. Fanning. "Capturing a Killer Flu Virus." *Scientific American* 292, no. 1 (January 2005): 62–71.

Taubenberger, J. K., A. H. Reid, A. E. Krafft, K. E. Bijwaard, and T. G. Fanning. "Initial Genetic Characterization of the 1918

'Spanish' Influenza Virus". *Science* 275, no. 5307 (1997): 1793–96.

Taubenberger, J. K., A. H. Reid, R. M. Lourens, R. Wang, G. Jin, and T. G. Fanning. "Characterization of the 1918 Influenza Virus Polymerase Genes". *Nature* 437, no. 7060 (2005): 889–93.

Thompson, W. W., D. K. Shay, E. Weintraub, L. Brammer, N. Cox, L. J. Anderson, and K. Fukuda. "Mortality Associated with Influenza and Respiratory Syncytial Virus in the United States". *JAMA* 289, no. 2 (2003): 179–86.

Tiwari, Y., S. Goel, and A. Singh. "Arrival Time Pattern and Waiting Time Distribution of Patients in the Emergency Outpatient Department of a Tertiary Level Health Care Institution of North India". *Journal of Emergencies, Trauma, and Shock* 7, no. 3 (2014): 160–65.

Tumpey, T. M., C. F. Basler, P. V. Aguilar, H. Zeng, A. Solorzano, D. E. Swayne, N. J. Cox et al. "Characterization of the Reconstructed 1918 Spanish Influenza Pandemic Virus". *Science* 310, no. 5745 (2005): 77–80.

"Undetermined Disease—Valencia". *Public Health Reports* 33, no. 26 (1918): 1087.

Urashima, M., T. Segawa, M. Okazaki, M. Kurihara, Y. Wada, and H. Ida. "Randomized Trial of Vitamin D Supplementation to Prevent Seasonal Influenza A in Schoolchildren". *American Journal of Clinical Nutrition* 91, no. 5 (2010): 1255–60.

Valdivia, A., J. Lopez–Alcalde, M. Vicente, M. Pichiule, M. Ruiz, and M. Ordobas. "Monitoring Influenza Activity in Europe with Google Flu Trends: Comparison with the Findings of Sentinel Physician Networks—Results for 2009–10". *Eurosurveillance* 15, no. 29 (2010): ii:19621.

Vaughan, V. C. *Doctor's Memories*. New York: Bobbs–Merrill Company, 1926.

Von Alvensleben, A. "Influenza According to Hoyle". *Nature* 344, no. 6265 (1990): 374.

Watanabe, T., G. Zhong, C. A. Russell, N. Nakajima, M. Hatta, A. Hanson, R.McBride, et al. "Circulating Avian Influenza Viruses Closely Related to the 1918 Virus Have Pandemic Potential". *Cell Host & Microbe* 15, no. 6 (2014): 692–705.

Welch, S. J., S. S. Jones, and T. Allen. "Mapping the 24–Hour Emergency Department Cycle to Improve Patient Flow". *Joint Commission Journal on Qualityand Patient Safety* 33, no. 5 (2007): 247–55.

Welsch, R. *A Treasury of Nebraska Pioneer Folklore*. Lincoln: University of Nebraska Press, 1967.

Winternitz, M. C., I. M. Wason, and F. P. McNamara. *The Pathology of Influenza.*New Haven, CT: Yale University Press, 1920.

Wootton, D. *Bad Medicine: Doctors Doing Harm since Hippocrates*. Oxford: Oxford University Press, 2006.

Yamanouchi, T., K. Sakakami, and S. Iwashima. "The Infecting Agent in Influenza: An Experimental Research". *Lancet* 193, no. 4997 (1919): 971.

Yang, Y., A. V. Diez Roux, and C. R. Bingham. "Variability and Seasonality of Active Transportation in USA: Evidence from the 2001 NHTS". *International Journal of Behavioral Nutrition and Physical Activity* 8 (2011): 96.

Zadshir, A., N. Tareen, D. Pan, K. Norris, and D. Martins. "The Prevalence of Hypovitaminosis D among U.S. Adults: Data from the NHANES III". *Ethnicity& Disease* 15, no. 4, suppl. 5 (2005): S5-97-101.

Zhang, X., M. I. Meltzer, and P. M. Wortley. "FluSurge——a Tool to Estimate Demand for Hospital Services during the Next Pandemic Influenza". *Medical Decision Making* 26, no. 6 (2006): 617-23.

索　引 *

F

图书在版编目(CIP)数据

致命流感：百年治疗史 / (美) 杰里米·布朗著；
王晨瑜译. -- 北京：社会科学文献出版社, 2020.3（2022.2重印）
书名原文：INFLUENZA: THE HUNDRED-YEAR HUNT TO
CURE THE DEADLIEST DISEASE IN HISTORY
ISBN 978-7-5201-5998-2

Ⅰ.①致… Ⅱ.①杰… ②王… Ⅲ.①流行性感冒－
传染病防治－历史－世界 Ⅳ.①R511.7-091

中国版本图书馆CIP数据核字（2020）第011519号

致命流感：百年治疗史

著　　者 /〔美〕杰里米·布朗
译　　者 / 王晨瑜

出 版 人 / 王利民
责任编辑 / 杨　轩
责任印制 / 王京美

出　　版 / 社会科学文献出版社·北京社科智库电子音像出版社
　　　　　（010）59367069
　　　　　地址：北京市北三环中路甲29号院华龙大厦　邮编：100029
　　　　　网址：www.ssap.com.cn
发　　行 / 社会科学文献出版社（010）59367028
印　　装 / 三河市东方印刷有限公司

规　　格 / 开　本：880mm×1230mm 1/32
　　　　　印　张：10.25　字　数：202千字
版　　次 / 2020年3月第1版 2022年2月第4次印刷
书　　号 / ISBN 978-7-5201-5998-2
著作权合同
登 记 号 / 图字01-2020-0603号
定　　价 / 69.00元

读者服务电话：4008918866